Fin de semana depurativo
para flexivegetarianos

ANA MORENO

Fin de semana depurativo
para flexivegetarianos

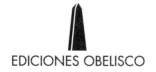

EDICIONES OBELISCO

Si este libro le ha interesado y desea que le mantengamos informado
de nuestras publicaciones, escríbanos indicándonos qué temas son de su interés
(Astrología, Autoayuda, Ciencias Ocultas, Artes Marciales, Naturismo,
Espiritualidad, Tradición...) y gustosamente le complaceremos.

Puede consultar nuestro catálogo en www.edicionesobelisco.com

*Los editores no han comprobado ni la eficacia ni el resultado de las recetas, productos,
fórmulas técnicas, ejercicios o similares contenidos en este libro. Instan a los lectores
a consultar al médico o especialista de la salud ante cualquier duda que surja.
No asumen, por lo tanto, responsabilidad alguna en cuanto a su utilización
ni realizan asesoramiento al respecto.*

Colección Salud y Vida Natural
Fin de semana depurativo para flexivegetarianos
Ana Moreno

1.ª edición: enero de 2019

Corrección: *Sara Moreno*
Maquetación: *Juan Bejarano*
Diseño de cubierta: *Enrique Iborra*

© 2019, Ana Moreno
© 2019, Ediciones Obelisco, S. L.
(Reservados los derechos para la presente edición)

Edita: Ediciones Obelisco, S. L.
Collita, 23-25 - Pol. Ind. Molí de la Bastida
08191 Rubí - Barcelona - España
Tel. 93 309 85 25 - Fax 93 309 85 23
E-mail: info@edicionesobelisco.com

ISBN: 978-84-9111-415-4
Depósito Legal: B-28.467-2019

Printed in Spain

Impreso en España en los talleres gráficos de Romanyà/Valls, S.A.
Verdaguer, 1 - 08786 Capellades (Barcelona)

El dilema de la depuración

Cómo leer este libro

Hay cosas que dan mucha pereza. Como leer un libro entero. Y peor aún, por orden. Como hacer una depuración. Y peor aún, hacerla tú solo.

Yo nací en 1974. Y viví como preadolescente los ochenta. Recuerdo una serie sobre una escuela de arte dramático y danza, en la ciudad de Nueva York, que se llamaba *Fama*. ¿Quién de la década de los ochenta no disfrutó con *Fama*? ¿Quién de mi generación no recuerda esta serie? Seguro que te acuerdas de la profesora de baile, Lydia..., y del rebelde alumno Leroy, el rey del baile... Seguro que ya está sonando la sintonía en tu cabeza.

Se hizo mítica la frase con la que la profesora de baile exigía a sus alumnos dar el máximo de sí mismos si querían tener éxito:

«Tenéis muchos sueños. Buscáis la fama, pero la fama cuesta.
¡Pues aquí es donde vais a empezar a pagar!
Con sudor...
Quiero veros sudar...
¡y cuanto mejor lo hagáis, más os voy a pedir que trabajéis y sudéis!».

LYDIA

Profesora de Baile en *Fama*

7

El refranero español lo resume en «el que algo quiere, algo le cuesta». Es más cortito...

Y nos da esta definición: «Con frecuencia, para conseguir algo, es necesario luchar bastante para superar las dificultades que puedan presentarse, pues, por lo general, toda obra tiene sus dificultades».

Pues sí.

Vas a tener que esforzarte.

Sacudirte la pereza y comprometerte.

Mi recomendación es que leas este libro una primera vez por orden. Para después, en la segunda lectura, si quieres, ir directamente a las partes que más te interesen.

¿Por qué?

Porque antes de lanzarte necesitas tener una visión general.

Imagínate que estás en..., ummm, pongamos de nuevo Nueva York como escenario, que da mucho juego. Te encuentras en un taxi en la Gran Manzana, en medio de un increíble atasco. Como en las películas. Y tienes que llegar a toda prisa al otro extremo de la ciudad porque tu novia va a subirse en un avión y a dejarte para siempre. Tienes que llegar a tiempo e impedírselo.

¿Te gustaría tener vista de pájaro para poder encontrar un atajo?

Quizá si tuerces a la derecha y tomas ese pequeño callejón, puedas desviarte más adelante y evitar el atasco.

Pero claro, cuando estás inmerso en el embotellamiento no ves esa posibilidad.

Necesitas tomar distancia. Tener una foto general antes de tomar ninguna decisión.

Por eso apelo a tu paciencia y entrega para que te leas toda la obra de una vez antes de empezar a hacer nada.

Ya sabes..., «la fama cuesta». Y por eso a medida que avances en la lectura te voy a ir pidiendo que te esfuerces más y más. ¿Por qué? Porque como la profesora de danza de Leroy, Lydia, a mí me gusta volcarme en mis alumnos más comprometidos. Y ése vas a ser tú. Si quieres, claro.

¿Qué vas a recibir? ¿Fama? Bueno, no sé si eso exactamente. Quizá sí. Quizá te hagas famoso en tu familia y entre tus amigos por haber mejorado muchísimo física y emocionalmente gracias a depurarte. ¡Ojalá!

Vas a recibir un conocimiento profundo para averiguar si necesitas depurar, cómo prepararte para ello, cómo hacerlo y cómo vivir mucho más feliz que antes, después de la depuración.

Por mi parte, voy a tratar de hacerte el camino lo más ameno y agradable. Me voy a adaptar a ti. Pero, ¡oye!, no voy a dejar que te duermas en los laureles.

Si estás dispuesto a aceptar el reto..., sigue leyendo.

Si esto no es para ti..., ¿se te ocurre a quién le puedes regalar este libro?

Si tú sólo pasabas por aquí... y te quedaste porque había calefacción y se estaba muy a gustito..., pero todo esto te suena a chino y *a priori* no te interesa para nada... entonces, quizá puedas darte una vuelta por mi web y ver los «findes depurativos» que organizo en mi hotel rural depurativo La Fuente del Gato. Quizá puedan engancharte: http://lafuentedelgato.com/blog/finde-depurativo/

En resumen:

1. Lee todo el libro por orden y, si puedes, de una sentada. En una segunda lectura ya puedes ir directamente a lo que te interese.
2. Te pido compromiso y paciencia...
3. Y recuerda que mi enfoque es completamente flexible. ¡Nada de obsesionarse con los «debería» o cosas por el estilo!

¿Para qué depurar?

Depurar sirve para sentirse mejor. Tanto física como emocionalmente.

Nos sentimos mejor cuanto más sanos estamos. Como los animales. Nosotros también somos animales, aunque a veces parezcamos robots.

La sanación, que lleva consigo la recuperación de la vitalidad, pasa siempre e inequívocamente por dos fases:

1. Limpiar el organismo de tóxicos
2. Nutrirlo con alimentos sanadores

Y, si se quiere mantener la salud, habrá que:

1. Evitar seguir reintoxicando el organismo en exceso
2. Y repetir la limpieza periódica

Así de simple.

Depurar un organismo es ayudarle a eliminar tóxicos
para recuperar la salud plena.

A menudo, mis alumnos del máster en Cocina Vegetariana, tanto en su versión presencial como *online*, me preguntan cómo tratar a un enfermo de cáncer, a alguien con diabetes o con alguna enfermedad de tipo autoinmune.

Y la verdad es que, aunque haya alimentos que tengan tales o cuales propiedades específicas para determinados fines (por ejemplo, el té matcha es antioxidante, y el jengibre y la cúrcuma antiinflamatorios), en una primera fase y en todo tipo de padecimientos, lo primero es limpiar el organismo de la persona enferma, para que su propio cuerpo sane solo.

Después habrá que nutrirlo con alimentos que potencien la salud intrínseca que todo organismo vivo posee. Su fuerza vital. Es nuestra propia energía curativa la que nos sana. La que se encarga de restablecer la salud en nuestro organismo a través del proceso de la homeostasis.

No sé si eres de los que piensan que es el medicamento el que te cura. Permíteme que discrepe contigo y que te lleve la contraria, incluso aunque hayas comprado mi libro... Verás, confía mientras me explico:

Los medicamentos tratan síntomas. Pero una dolencia no son sus síntomas. Los síntomas son los mensajes que la dolencia nos hace llegar para avisarnos de que algo va mal. Luego lo que tenemos que curar es la dolencia. Aunque tratemos también los síntomas para sentirnos mejor.

Por ejemplo, si un brazo se rompe y el médico lo escayola. El médico aquí trata la causa: la rotura del brazo. O, por ejemplo, si tienes colesterol y minimizas el consumo de algunos alimentos, como las carnes rojas, los quesos o el marisco, con tu elección alimentaria tratas la causa: la ingesta excesiva de alimentos ricos en colesterol.

Por el contrario, si un brazo se rompe y te pones hielo, el dolor disminuirá, pero el hueso roto no sana. Aquí estamos tratando el síntoma. Y si tienes colesterol y te tomas un fármaco para reducirlo, pero sigues poniéndote morado a chuletón, seguirás teniendo colesterol, aunque el fármaco lo enmascare. De nuevo estarás tratando el síntoma, pero no la causa. La causa es el exceso de chuletón, aunque te encante.

Siempre pensamos en «qué tengo que tomar para...». Y mi planteamiento es completamente el opuesto. Ya ves, estoy chapada a la antigua, te propongo volver a algo que los humanos y los otros animales no humanos han hecho desde siempre. Mi propuesta para depurar es «dejar de tomar» determinados alimentos. Tranquilo, no todos, no vas a pasar hambre. Depurarse pasando hambre o sintiendo privación no es depurarse. ¿Por qué? Porque entonces te estresarás y segregarás sustancias como adrenalina y cortisol.

La adrenalina (o epinefrina) y el cortisol (o hidrocortisona) son hormonas del estrés secretadas por las glándulas suprarrenales.

La adrenalina se une principalmente a los receptores en el corazón y los vasos del corazón. Esto aumenta la frecuencia cardíaca, la fuerza de la contracción muscular y la respiración.

El cortisol se une a los receptores en las células de grasa, el hígado y el páncreas, lo que aumenta los niveles de glucosa disponibles para su posible utilización por parte de los músculos. También inhibe temporalmente otros sistemas del cuerpo, incluyendo la digestión, el crecimiento, la reproducción y el sistema inmunitario, para que no nos distraigan ni nos resten energía ante una posible huida.

Lee de nuevo mi definición de depuración: depurar un organismo es ayudarle a eliminar tóxicos para recuperar la salud plena. Parece que no tiene cabida estresar un organismo dentro de este enfoque sobre la depuración, ¿verdad? Así que, nada, sigue leyendo tranquilamente, estás a salvo en mis manos.

¿Cómo sé que necesito una depuración?

Si te sueles levantar sintiendo que no has descansado o si te cuesta dormir; si te cuesta ir al baño o cuando vas, las heces no están bien formadas, o sientes que no has evacuado del todo, o tienes gases, lengua blanca, mal aliento, orina oscura, hinchazón abdominal...; si tienes dolores difusos por todo el cuerpo, quizá en la musculatura, quizá en las articulaciones; si moqueas; si tienes mal color, ojeras pronunciadas, rojeces en la piel o granitos; si sientes permanente tensión en el cuello y los hombros; caspa y pelo quebradizo; alergias, tos, estornudos que no vienen a cuento; escalofríos y sensación de fiebre; agotamiento, cambios de humor, nube mental, fatiga generalizada... entonces coincidirás conmigo en que tu salud no es perfecta. Estoy casi 100 por 100 segura de que no te vas a morir en los próximos 15 minutos, pero no estás completamente sano.

Los anteriores síntomas son los mensajes que nos envía el organismo que indican que algo no va bien. Y todos, sin excepción, están relacionados con acumulación de tóxicos, según lo entiende la medicina natural. Sea cual sea el malestar o el nombre que se le dé a la patología o dolencia que padezcamos, lo primero que hay que hacer, como ya sabemos, es depurar el organismo.

Evidentemente, los anteriores síntomas son síntomas que podríamos denominar como «menores». Sin embargo, que tener, por ejemplo, caspa sea menos grave que padecer cáncer no significa que debamos asumir la caspa como algo «normal», porque no lo es. Cualquiera de los síntomas del listado anterior, un listado no exhaustivo, son síntomas quizá menores, pero que indican que algo no va bien. No se trata de asustarse, mirarse el ombligo excesivamente, obsesionarse y volverse hipocondríaco. Se trata de atenderlos porque la medicina natural previene enfermedades a través de atender a esos síntomas «menores» que pueden ser la antesala de los mayores. El cuerpo se comunica con nosotros a través de los síntomas que nos aquejan. Y una manera de mantenerse sano es escucharlos y remediarlos.

En este punto, puedes ver con claridad que una depuración es ideal para cualquier persona. Pues todos padecemos uno u otro de estos síntomas en algún momento. Por este motivo, recomiendo hacer depuraciones periódicas a cualquier persona, en cualquier momento y situación.

Una depuración *bien planificada* es ideal para cualquier persona, pues todos padecemos síntomas molestos en algún momento u otro.
Una manera de mantenernos sanos es escuchar los síntomas del cuerpo y remediarlos mediante la depuración.

Para depurarse no hace falta recluirse en un monasterio ni aislarse del mundo durante cuarenta días. En mi hotel rural depurativo La Fuente del Gato, que se encuentra situado en un pequeño pueblo de pintores y artistas de la provincia de Madrid, en España, ofrecemos fines de semana o, como nos gusta llamarlos, «findes» depurativos. Estos fines de semana suponen dos días completos de depuración, y a los asistentes se les enseña a hacer las depuraciones por su cuenta para animarles a continuar con ellas.

Depurarse no conlleva pasarlo mal.

En esta obra también te enseñaré a ti cómo nos depuramos en el hotel, para que puedas hacerlo por tu cuenta. Siempre bajo el lema que anima cada depuración que realizo. Y es que no vamos a asociar depurarnos con pasarlo mal. Entendiendo pasarlo mal pon pasar hambre o sufrir efectos depurativos muy molestos. Esto es lo que vas a aprender aquí. Evidentemente, depurarse en grupo es mucho más sencillo que hacerlo en casa en soledad. Siempre te puedes buscar algún amigo o amiga como aliado y realizar la depuración juntos. Y si no fuera posible, hacer un «finde depurativo», como lo llamamos en La Fuente del Gato, cada dos o tres meses, en tu casa o con nosotros, puede ayudarte a mantenerte saludable y evitar los síntomas mencionados arriba. Evidentemente, sin los síntomas «menores», lo normal es que no sufras los «mayores».

Esta obra se apoya en muchas de las enseñanzas que he transmitido en mis libros anteriores.

En *Flexivegetarianos* expongo mi teoría sobre la alimentación según como la entiendo tras casi veinticinco años de atender alumnos, huéspedes y mi propia evolución personal.

En *Liquidariano* te enseño a comer líquidos.

En *Hambre de amor* comparto lo que podemos llamar una «depuración emocional».

En *Comer con mindfulness*, aprendemos cómo comer. Pues no sólo es importante qué se come, sino también cómo se come.

En *Fermentados vegetales para flexivegetarianos* puedes aprender a hacer alimentos fermentados que son lo más depurativo que hay, de hecho, en esta obra los utilizaremos.

Te sugiero leer mis libros anteriores para profundizar en todos los conceptos que aprenderás aquí. Todos los mencionados están publicados por esta misma editorial.

Y volviendo a la pregunta ¿cómo saber si necesito depurarme? Imagino que ya tienes la respuesta. Insisto en que con esta obra no pretendo poner en alerta a nadie ni asustarte. Pero considero que, desde el conocimiento que tengo, es mi obligación hablarte claro y recordarte que los malestares cotidianos que consideramos como normales no lo son. Has de saber que responden a un mal funcionamiento del cuerpo. Y este mal funcionamiento tiene que ver con una acumulación de tóxicos. Quizá pequeña, pero eso no significa que no exista. Ahora es el momento de atajarlos para prevenir posibles malestares mayores. No se trata de prevenir el cáncer, que también. Se trata de hacer todo lo posible para que tu calidad de vida sea la mejor de las mejores. Sin obsesiones. Con inteligencia, prudencia y flexibilidad.

¿Te animas a seguir aprendiendo más sobre cómo depurarte?

Acompáñame, por favor, que lo estoy deseando. Tengo mucho que contarte y no hay tiempo que perder.

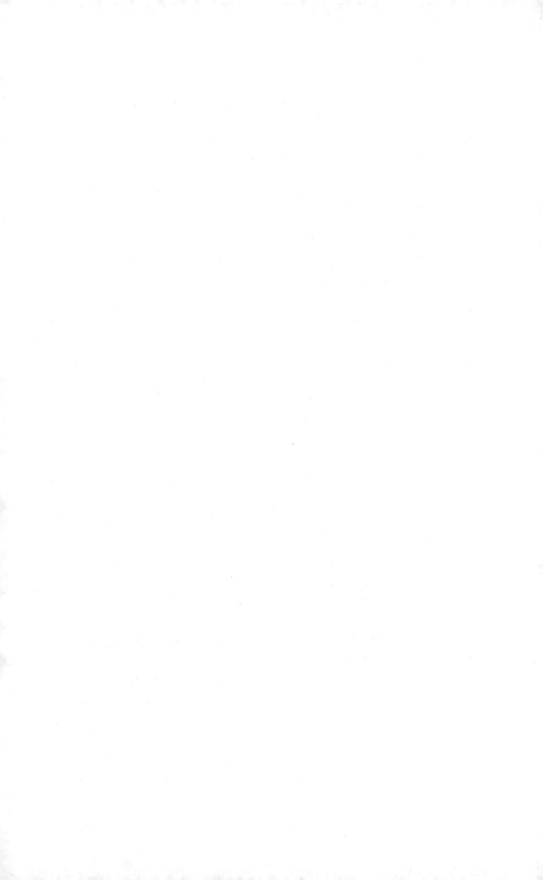

Prepararse para la depuración

Utensilios amigos

Los utensilios que vas a necesitar son:

- Licuadora o extractor en frío para zumos
- Exprimidor de cítricos
- Batidora o *personal blender* para batidos, cremas y salsas
- Una espátula de silicona para rebañar la batidora
- Robot de cocina para patés y dulces
- Cuchillo para cortar verduras y frutas
- Tabla de corte para el mismo fin
- Cuenco grande para germinar, para hacer ensaladas y para macerar verduras
- Colador grande o tela de quesero para lavar los germinados
- Cacerola con tapa para cocer verduras y granos
- Un utensilio de madera para remover la cazuela

Como ves, son utensilios bien sencillos. Las que siguen son algunas indicaciones que te resultarán útiles:

Te sugiero utilizar un cuchillo de cerámica en lugar de un cuchillo de metal, con la finalidad de no oxidar las verduras ni las frutas cuando las cortes.

Conviene que utilices una batidora potente. Puede ser la minipímer de toda la vida, que sería deseable que tuviera accesorio picador. Mejor es disponer de una batidora de vaso, idealmente tipo

Thermomix o Vitamix. Un batido es un *smoothie,* y se hace con una batidora o, en inglés, *blender.* Consiste en triturar y mezclar el alimento con un líquido. Nosotros utilizaremos agua filtrada, agua de mar y agua de coco, aunque el *smoothie* tradicional se hace con yogur, con helado o con leche de vaca.

Una batidora no es una licuadora. Aunque a alguno de nosotros pueda resultarnos muy obvio, en general existe una confusión tremenda en castellano entre las palabras licuadora y batidora. Confusión que se pone especialmente de manifiesto entre personas que hablan el español de Latinoamérica. Un licuado es un zumo o un jugo, y se hace con un exprimidor, una licuadora o extractor o, en inglés, *juicer.* Consiste en separar la fibra del agua, por eso hay frutas densas como el plátano o el aguacate que no se pueden licuar.

Por tanto, con el batido necesitas uno o varios ingredientes (la fruta y, si corresponde, la verdura, pero además un líquido como agua, agua de coco, leche, yogur o helado) y obtienes un solo producto. Con el zumo o licuado, normalmente necesitas sólo la fruta y la verdura, y obtienes dos productos, por un lado el zumo y por otro la pulpa.

En las depuraciones ayurvédica y crudivegana que propongo en esta obra para personas muy intoxicadas o medianamente intoxicadas, prepararemos siempre batidos, es decir, utilizaremos la fibra y el zumo juntos, toda la fruta y la verdura, toda entera, sin desechar nada. ¿Por qué?

- Porque queremos el aporte de fibra para ayudar a limpiar el intestino.
- Porque nos sacia más y es más sencillo depurarse sin pasar hambre.
- Porque queremos mantener el índice glucémico a raya, y los zumos donde se incluyen frutas, al separarlas de su fibra, presentan un índice glucémico elevado.

Las personas medianamente depuradas que elijan realizar un ayuno según el método Buchinger tomarán zumos con bajo índice glucémico, que serán aquellos que no incluyan frutas o las cuales serán muy neutras. Por ejemplo, un zumo verde preparado con apio, pepino y limón, o con apio, pepino, limón y manzana verde.

Mantras depurativos

Igual que con el refranero español nos aprendemos frases que nos guían en la vida, como, por ejemplo: «tanto va el cántaro a la fuente que al final se rompe» o «perro ladrador, poco mordedor». Según nos ilustra la Wikipedia, un mantra es una palabra en sánscrito que podría traducirse literalmente como «instrumento mental». En sánscrito, lengua clásica de la India, mantra proviene de *man-* («mente» en sánscrito) y del sufijo instrumental *-tra*.

En este capítulo, vamos a utilizar nuestros propios mantras, «instrumentos mentales» o principios básicos a los que recurrir para clarificar nuestras ideas.

- Mantra n.º 1: Primero no perjudicar.
- Mantra n.º 2: Menos es más.
- Mantra n.º 3: Mejor lo que eliminas que lo que añades a la dieta.
- Manta n.º 4: Si el 80 por 100 de las elecciones dietéticas son sanas, un organismo sano es capaz de neutralizar un 20 por 100 de excesos.
- Mantra n.º 5: Ingestión ≠ Absorción.
- Mantra n.º 6: El mejor alimento es aquel que contiene un máximo de nutrientes con un mínimo coste metabólico.

Una de las actitudes más comunes del siglo XXI es el excesivo perfeccionismo. Esto conduce a querer seguir a toda costa los protocolos al pie de la letra sin individualizar los tratamientos. Es de vital importancia pararse a pensar en quién es sujeto pasivo de mi acción, porque queriendo hacer algo por la salud de una persona, puede ser que la estemos perjudicando.

A veces podemos sentirnos perdidos. Te estoy guiando en este camino con plena consciencia de que llevo en él casi veinticinco años. No sólo en la teoría, sino también en la práctica. Práctica en mí misma y práctica derivada de guiar a miles de personas, tanto de manera *online* como presencial, en mis consultas, conferencias, cursos y «findes depurativos», como a mí me gusta llamarlos, en La Fuente del Gato. Está claro que no vas a tener la autoconfianza y soltura que tengo yo a la hora de guiar una depuración, así que no te preocupes, es normal sentirse perdido cuando se empieza en algo.

Suelo ver personas sanas que se dejan fluir, confían, y entonces la mente no les juega ninguna mala pasada y llegan a buen puerto.

Y también veo muchas personas, igualmente sanas, que no acaban de procesar que no hay ninguna meta, no hay nada que modificar, no hay ningún destino al que deban llegar con esfuerzo, cambiando quienes son y lo que les gusta hacer. Por más que explico que hay un tipo de depuración ideal para cada uno, en cada momento, y que no por hacer una depuración más estricta se está haciendo mejor (lo que veremos más adelante cuando nos metamos de lleno con los mantras), esto ocurre una y otra vez. Muchas personas se esfuerzan, contra su propio sentir, en conseguir el máximo. La depuración más depurativa. *La crème de la crème* en su idea de que más es sinónimo de mejor y que sólo existe un camino ideal al que todos debemos aspirar.

Si esta imagen ilógica fuera así, todos deberíamos ser abogados, si viviéramos en Norteamérica; o modelos, si fuéramos venezolanas.

Me preocupa esa tendencia que observo de hacer las cosas a medias o de ser tan rígido con los «tengo que», tanto que uno no sabe cómo adaptar las metas a sí mismo frente a adaptarse uno mismo continuamente a las metas. Cierto es que queremos la fama, como Leroy Johnson en *Fama;* y vamos a sudar, pero no tanto como en Bikram Yoga, para conseguir cada uno «su» fama. No «la única» fama ideal para todos. No podemos pretender que el triunfo de una persona que ya tiene un camino recorrido sea el triunfo de alguien que acaba de empezar. ¿Quieres que te exija el oro olímpico de una gimnasta de gimnasia rítmica cuando si te inclinas hacia delante no te llegan las manos a las puntas de los pies?

De ahí la utilidad de los mantras precedentes. Hemos de saber de dónde parte cada persona que decide hacer una depuración. Esto es de suma importancia.

¿Cómo es tu alimentación y estilo de vida actual? Observa que no sólo he preguntado por la alimentación, el estilo de vida es muy pero que muy importante.

Por ejemplo, ¿cenas muy tarde? Los fines de semana, ¿te quedas en tu casa o en la de tu suegra tirado en el sofá?, ¿sales a homenajearte con comilonas y copas?, ¿vas a caminar al monte?, ¿aprovechas para salir a correr o para ir a nadar?, ¿estás tan agotado y estresado que lo que te equilibra es salir de marcha hasta morir?, ¿o dormir todo el fin de semana?

Y, por supuesto, la alimentación. ¿Cómo comes? Durante años he alucinado escuchando historias de personas que dicen que comen muy bien, porque hacen lo que dice la televisión. Es decir, comer ese arroz basmati que se precocina en microondas, o lo mismo con la quínoa, que ahora está tan de moda. Pero, me preguntan, ¿y la sacarina, el Avecrem, el pan integral de mentira porque es pan blanco con salvado, el jamón york porque como es *rosita* parece que «esa carne es curativa», los yogures «Acti-no-sé-qué» porque tengo estreñimiento, la latita de maíz para cenar porque es proteína sin grasa, la margarina *light* porque así no engordo...?

O la otra versión, la del «yo como de todo». Pues «mire usted», como decía el político, yo le pregunto: ¿por qué identifica «comer de todo» con «comer sano»? ¿Le ha dado por pensar que comer primordialmente carne, aunque también coma de lo demás, no siendo un animal carnívoro, que usted por más que se defina así no lo es, puede hacer que su colon retenga tóxicos más tiempo del idóneo, y que absorbiendo estas toxinas sus órganos se intoxiquen? Sí, sí, hasta el punto de que un estreñimiento severo, mantenido durante años, puede ser responsable de un cáncer de colon.

No me lo invento, no te quiero alarmar, pero no me voy a callar..., al fin y al cabo, si llevo veinticinco años en el mundo de la salud, algún privilegio tendré.

¿Un privilegio sobre qué? Sobre poder decir las cosas como las he visto y cómo las veo.

Cuando no sepas qué hacer, recurre a los mantras que vas a leer. Integra la explicación de cada mantra, verás como se disipan tus dudas. Ésa es la finalidad con la que los he elaborado.

Mantra n.º 1: PRIMERO, NO PERJUDICAR

Si hablamos de una persona sana, con vitalidad y energía, alegre y fresca, encontraremos que los tóxicos de su organismo –no te alarmes– quizá no sean demasiados. Estos tóxicos se encuentran en su mayor medida camuflados entre sus líquidos corporales. Habrás oído hablar muchas veces de que somos agua en un 70 por 100 o algo así. En ese «agua» es donde, al principio, antes de que la cosa vaya a mayores, se entremezclan los residuos que el cuerpo acumula y que debería eliminar.

Imagina el caso de una persona, ¿quizá pueda ser alguien de tu familia?, que siente que ya no está tan sana y que ya va notando que padece varios de los síntomas de los que hemos hablado en el apartado «¿Cómo sé que necesito una depuración?». Ya sabes, esos síntomas que tomamos por normales, pero que le hacen sentir mal.

Imagina también, ¿quizá también alguien de tu familia?, alguien que pueda sentir que es una persona muy intoxicada, ¿Porque quizá su alimentación se basa en fritos, enlatados, precocinados, porque utiliza regularmente salsas, botes, harinas refinadas, azúcar o alimentos azucarados...?

En este caso, puede ser que los tóxicos del organismo se encuentren depositados en sus tejidos y no en los líquidos corporales.

Aquí la cosa se vuelve algo más compleja, porque para eliminarlos hay que movilizarlos y reconducirlos a la sangre, por lo que, en un primer término, se produce una autointoxicación endógena. Esto significa que la persona que quiere depurar, en realidad se intoxica con sus propios residuos metabólicos. Los que quería eliminar con la depuración.

Realizar una depuración suave, en personas medianamente sanas, puede desembocar en síntomas depurativos molestos, como por ejemplo mareos, dolor de cabeza, letargo mental, irascibilidad, cambios de humor, sentirse lacio o agotado, mal aliento, lengua blanca con saburra..., que más o menos se pueden sobrellevar.

Sin embargo, las personas que están muy intoxicadas, si se someten a sí mismas a una depuración muy estricta, pueden sin saberlo estar contribuyendo a una mayor autointoxicación. Y, por lo tanto, una depuración muy severa quizá pueda constituir una práctica muy agresiva.

Depurarse tiene su ciencia y en esta obra vamos a profundizar en ella. Por eso se citan estos mantras o máximas que siempre viene bien tener presentes a la hora de realizar una depuración. Queremos favorecer la salud de nuestro organismo y vamos a contribuir a ello. Una depuración muy estricta, según para quien, puede ser muy peligrosa.

Si eres como el 93 por 100 de las personas que me encuentro, estarás ansiosa y esperando que te diga qué debes hacer para depurarte de la única y mejor manera... Sin embargo, en esto, siento mucho tener que decirte que no, y mira que es difícil, pero no soy tu chica. Soy una tipa dura.

So sorry, que diría un americano, pero no te voy a dar la dieta depurativa tipo. No me creo que todo valga para todos y en todo momento. ¿Tú sí? ¿Eres la misma persona siempre? ¿Siempre feliz, enfadada, contenta, con frío o con calor?

Apaga tu móvil y abróchate el cinturón que comenzamos a meternos en profundidad con el tema que nos ha reunido... Lee bien lo siguiente, que aunque te parezca obvio, por mi experiencia, sólo lo es para mis estudiantes.

No existe una única forma de depurarse, sino que siempre y en cada ocasión hay que individualizar la técnica depurativa empleada para cada persona y momento en el que se encuentre; teniendo en cuenta que lo prioritario es no dañar ningún organismo, ni siquiera pretendiendo hacerle un supuesto bien.

La expresión latina *primum non nocere* se traduce en castellano por «lo primero es no hacer daño». Se trata de un mantra o una máxima aplicada en el campo de la medicina natural, frecuentemente atribuida al médico griego Hipócrates. Tan básica como necesaria. Por eso es la medalla de oro en el escalafón de los mantras.

Y ahora, ya sabes la importancia de tratarte con cariño. No es algo naíf ni ñoño. Puedes hacerte mucho daño. En los «findes depurativos» en La Fuente del Gato, por los que, a la fecha de la primera publicación de este libro, a primeros de 2019, ya han pasado unas quinientas personas, me encuentro una y otra vez a gente que se fustiga a sí misma. Lo digo con mucho cariño y respeto, te ruego que me permitas la expresión.

¿Sabes por qué? Porque no deciden lo que les conviene haciendo caso a su sentir, sino a su cabeza. Mira, te lo cuento mejor a continuación...

La cabeza es nuestra parte racional. La de los «debería hacer esto» o «debería hacer tal otra cosa». Es esa parte nuestra que nos ha guiado por el camino de la exigencia sin corazón, por el lado de lo que se esperaba de nosotros. Imagínate al gran Leroy Johnson en *Fama*, esforzándose día a día por superarse. No porque quisiera, en terminología de las pelis americanas, sino porque quería «ser alguien». Porque su mamá o su papá lo fueron, en su escala de valores, o lo esperaron de él. Permíteme que te diga que esto es *bullshit*, vamos, «caca de la vaca» o abono para el campo. ¿Igual me estoy pasando? Que no, que ya verás que no.

No seas un borreguito. Sé un especialista en ti. En lo que necesitas en cada momento en que estás. Y no lo que te diga yo que necesitas. Nadie te conoce tan bien como tú, ni siquiera tu madre o tu pareja. Tú te conoces mejor que nadie si prestas atención. Aunque no sepas, en realidad, decir cómo eres. Eso no importa.

Tú sabes, por cómo te sientes, qué es lo que te va.
Y ahí reside la clave.

En mis «findes depurativos» muchas veces hablo de comer sólo dos veces al día y no cinco. Comer cinco veces al día es lo que nos dice la nutrición oficial. Y yo discrepo, pero matizo: según tu tipología. Hay personas que necesitan comer cada poco tiempo y otras que no. ¿Entonces? Si tú me oyes hablar y te digo que, para mí, por mi constitución, lo ideal es comer sólo dos veces al día, pero tú te sientes bien comiendo cinco veces, ¿qué harás? ¿Querrás tratar de comer sólo dos veces al día porque lo ha dicho Ana Morenini de Flexivegetarianos? ¿Seguro? ¿Qué es lo que ha dicho ella? ¿Que comer sólo dos veces al día, en contra de lo que dice la nutrición oficial, y de lo que posiblemente te vaya mejor a ti, es lo mejor que hay? ¿O que depende siempre y en todo momento de la persona? ¿O a ti te va mejor otra cosa? ¿Y si para ti lo mejor es lo contrario de lo que dice la Morenini en este libro?... Lo que nos lleva al...

Mantra n.º 2: MENOS ES MÁS

Estamos empezando esta obra escrita, que te guiará para realizar una depuración sin riesgos, y es importante que nos acostumbremos a disminuir la presión sobre lo que se nos impone y, sobre todo, sobre los resultados que buscamos. «Menos es más» podemos traducirlo como que «lo mejor es enemigo de lo bueno». No queremos pasarnos tratando de hacerlo todo de la mejor forma. ¡Qué sinsentido!, ¿no? Pues fíjate en lo que te cuento en adelante.

En breve, hablaremos de lo que es pasarnos, pero antes, vamos a ver formas típicas de pasarnos de rosca:

- En cuanto a cantidades de ingredientes en una receta. Es habitual que, cuando una persona empieza a comer más saludable, mezcle de todo para evitar que no le falte nada. Me preguntan: «Ana, ¿se puede mezclar en un batido, por ejemplo, copos de avena, plátano, nueces, bayas de goji, superalimentos de todo tipo, semillas de varias clases, etc.? Es curioso que cuando se come un filete con patatas nadie piense que le puedan estar faltando nutrientes y, sin embargo, cuando se come una ensalada y un plato de quínoa con verduras, sí.

- En cuanto a cantidad de comida en un plato, pues no hay que comer mucho de todo. Se trata de comer alimentos muy ricos en nutrientes en cuya preparación no nos los hayamos cargado.
- En cuanto a la intensidad de los tratamientos. Veremos que una depuración «muy bien hecha», es decir, muy intensa y a rajatabla, puede ser dañina para una persona muy intoxicada. Paciencia, que en breve profundizaremos en ello.
- En cuanto a la cantidad de suplementos que tomamos. Toda la información que introducimos en nuestro organismo necesita ser procesada y atendida. Cada alimento ingerido contiene una información, unos nutrientes, una bioquímica. Si nos volvemos locos añadiendo superalimentos, que tan de moda están, a todos nuestros platos, estamos mareando a nuestro sistema inmune, que tiene que analizar cada ingrediente que entra en nuestro organismo. Para que el organismo no esté entretenido en estas tareas, la sencillez es la clave. Así podrá dedicarse a las tareas de limpieza de tóxicos con mayor eficiencia, pues no estará empleando sus recursos en otros asuntos.

Una vez que hemos dejado claro lo anterior, y volviendo al tema que nos ocupa, en esta obra te propongo diferentes técnicas de depuración, que son adecuadas para diferentes tipos de personas:

- Personas muy intoxicadas
- Personas medianamente intoxicadas
- Personas medianamente depuradas

Y aquí nos paramos. Porque personas muy depuradas no hay. ¿Que por qué? Porque como reza la expresión, «el mundo nos ha hecho así». Vivimos en un entorno contaminado, tanto el aire como el agua o los alimentos que crecen en una tierra en la que se abusa de los fertilizantes y abonos químicos. Además, nos preocupamos en exceso, estamos estresados, nerviosos, ansiosos, enfadados, exigimos la perfección tanto a los demás como a nosotros mismos, vamos corriendo a todas partes...

Ah, ¿que tú no? Bueno, en ese caso, trata de mantenerte así muchos años y comienza por realizar reiteradamente la depuración para personas medianamente depuradas.

¿Pero a qué me refiero cuando hablo de personas muy intoxicadas, medianamente intoxicadas o medianamente depuradas? Vamos a ir viéndolo poco a poco, aquí te introduzco el concepto de «persona muy intoxicada».

Consideramos como muy intoxicada una persona que...

- Come habitualmente carne, embutido, harinas blancas (pan, *pizza,* pasta, bollería), fritos, azúcar (dulces, refrescos), alimentos procesados (precocinados, latas, congelados, con aditivos, conservantes), quesos, alcohol (cerveza, copas...).
- Fuma.
- Se encuentra estresada por el trabajo, la familia, el dinero...
- Está enferma, especialmente enfermedades crónicas o de tipo autoinmune.
- Su descanso es insuficiente, ya sea por número de horas, porque padece insomnio o porque no consigue relajarse.
- Lleva una vida sedentaria.
- Sufre de estreñimiento crónico.
- Utiliza geles, aceites, cremas, cosmética, productos de limpieza del hogar o de la ropa... con componentes químicos.

La primera acción para conseguir una buena depuración para esta persona, vamos a llamarle Juan, consiste en eliminar lo anterior en la medida de lo posible.

Lo que nos lleva al...

Mantra n.º 3: MEJOR LO QUE ELIMINAS QUE LO QUE AÑADES A LA DIETA

Otra práctica habitual del siglo XXI: acumular. Por eso, cuando queremos mejorar, nos tomamos alimentos buenos o suplementos. Pero ¿qué pasa con los mal llamados alimentos y otras prácticas dañinas que continúan presentes en nuestro día a día?

Habría que eliminarlos.

¿Crees que mejorará la salud de la persona muy intoxicada, cuyo retrato robot hemos diseñado en líneas precedentes, si deja de comer, o lo hace sólo en ocasiones especiales: carne, embutido, harinas blancas (pan, *pizza,* pasta, bollería), fritos, azúcar (dulces, refrescos), alimentos procesados (precocinados, latas, congelados, con aditivos, conservantes), quesos, alcohol (cerveza, copas)...; deja de fumar; aprende a gestionar su nivel de estrés; descansa lo suficiente; comienza a moverse y a ir al baño con regularidad; deja de usar productos químicos en su aseo personal o para limpiar la casa...?

Está claro que sí.

No necesita tomar superalimentos de ningún tipo para mejorar. De hecho, si Juan, que es como le hemos bautizado, sigue comiendo como hasta ahora, fumando, andado estresado, sin dormir, sin ir al baño, etc., ¿crees que notará mucho los efectos de comer cinco bayas de goji al día o una cucharada sopera de zumo de aloe vera?

Ni se va a enterar.

Pero ¿qué pasaría si a una persona muy intoxicada, como Juan, cuyo retrato robot acabamos de hacer, se le pide eliminar todos sus hábitos tóxicos a la vez?

Imagínate que se lo planteas a Juan. Te dirá que naranjas de la China. Que si le vas a quitar todo eso, prefiere morirse.

No sé si recuerdas el chiste aquél de un señor que va al médico y este dice:

—Debe usted dejar de fumar, de beber y de ir con malas mujeres...

—Doctor, ¿y así viviré más?

—¡Pues no lo sé! –replica el médico–. De lo que estoy seguro es de que se le va a hacer muy largo...

Las comilonas, beber, o fumar, ¿no serían como muletas en las que se apoya para poder seguir adelante con su estresante día a día? ¿No serán, quizá, sus recursos para manejar el enorme estrés que hay en su vida?

—Sí, pero es que vaya hábitos que tiene...

—Tienes razón, no parece que se cuide mucho, sin embargo, si repasas el mantra n.º 2, recordarás que, habitualmente, «menos es más».

—¿Y cómo aplicamos esto al caso de Juan?

—Hemos de flexibilizar su depuración. Negociar con él. Eliminar o tan sólo minimizar alguno de sus hábitos nocivos en lugar de quitarle de golpe todas sus muletas. Ir poco a poco consolidando victorias. Roma no se conquistó en un día.

Es mucho más sencillo mantenerse en el camino con buen ánimo para seguir adelante si se mantienen algunos pecadillos. Porque los pecadillos, aunque en apariencia nocivos, son percibidos por quien los comete, en este caso Juan, como premios. Como regalos con los que celebrar las victorias que va consiguiendo.

Esto lo sabe muy bien el señor Pierre Dukan, creador de la famosa dieta que lleva su apellido, pues en ella introdujo el menú libre, una vez a la semana, para comer o cenar. En una dieta restrictiva, el éxito se obtiene cuando te la puedes saltar. ¿Por qué? Por la ley del equilibrio.

Es imposible seguir una dieta muy extrema a rajatabla. Quizá tú puedas estar una semana entera tomando sólo batidos verdes. Yo también. Pero para Juan no comer carne, no beber alcohol y no fumar, y además dejar de hacerlo todo a la vez, es seguir una dieta muy extrema. Así que Juan necesita su premio. Y si lo tiene, conseguirá depurarse mucho mejor que si no lo tiene.

Es decir, para Juan, dejar de comer carne, fumar o beber, y empezar a hacer ejercicio a diario no constituye la mejor manera de depurarse.

Lo ideal para Juan sería algo más liviano. Por ejemplo, comenzar por evitar la carne roja, hacer 3 cenas vegetarianas a la semana, disminuir al 50 por 100 la cantidad de cigarrillos diarios, lo mismo con la cantidad de alcohol... También le convendría empezar a dar paseos suaves, por caminos llanos e idealmente donde se pueda respirar mejor aire que el de las calles del centro de una ciudad.

Así, Juan, poco a poco, irá avanzando, consolidando victorias y automotivándose. Y estará, además, realizando una depuración. Con sólo dejar de introducir lo nocivo. Éste es un camino de largo recorrido, *my friend,* no una cura rápida. Aquí te voy a enseñar a cambiar de vida. Por eso necesitamos construir unos cimientos sólidos, que se mantengan años y años, para que no sople un viento y derrumbe la torre que vas a construir.

Con las mejoras que Juan va a ir experimentando en su bienestar, junto a sus pecadillos, conseguirá levantar la torre más elevada, aquella que jamás tirará el viento.

Esto nos lleva al siguiente mantra...

Mantra n.º 4: SI EL 80 POR 100 DE TUS ELECCIONES DIETÉTICAS SON SANAS, UN ORGANISMO SANO ES CAPAZ DE NEUTRALIZAR UN 20 POR 100 DE EXCESOS
Es decir, ocúpate de que la gran mayoría de los alimentos que tomes habitualmente, pongamos alrededor del 80 por 100 de los alimentos que ingieras, sean sanos. ¿Por qué? Pues porque eso te dará libertad.

Si normalmente comes muy sano y ocasionalmente tomas algo que no lo es, las posibles consecuencias negativas de su ingesta serán fácilmente neutralizadas por tu organismo. Pero esto ocurre si los alimentos no adecuados se toman en momentos puntuales, no por norma.

Pongamos que los mal llamados alimentos no superan el 20 por 100 de lo que ingieres en total en un día.

Recuerdo un alumno diabético al que le encantaba el vino. Por su diabetes no quería beber vino y siempre se andaba limitando. Según él, casi no lo probaba. Le pedí que realizara un registro de alimentación semanal, incluyendo todo lo que comía y bebía durante toda la semana. ¿Y sabes cuánta cantidad de vino bebía a la semana? Casi cuatro litros.

Cuatro litros de vino a la semana es más de medio litro de vino al día, es decir, tres copas al día. Tomar tres copas de vino al día no parece tanto, quizá se tomara una copa de vino y un culín en cada comida. Pero el caso es que al beber en cada comida, el hecho de beber vino no podemos considerarlo una excepción, sino una regla.

No hablo de tomar una onza de chocolate negro al día, cosa que además no veo con malos ojos. Hablo de que a veces creemos que hacemos excepciones cuando estamos haciendo la regla.

Una excepción es una irregularidad, algo anormal, algo raro. Beber una copa y algo más de vino en cada comida, si se hace en cada comida, no es algo raro para la persona que lo hace (en este caso, mi alumno), sino que es lo habitual. Así que no cuenta para este ejemplo.

Cuando hablo de algo anormal, me refiero a ese día que se te van las manos a las galletas de chocolate de tu hijo, a ese día que cenas sin hambre y como si no hubiera mañana porque has discutido con tu pareja y sientes ansiedad, me refiero a cuando te comes todas las patatas fritas que te han puesto con la cervecita, a cuando no eres capaz de eludir el tiramisú tan rico que hacen en el italiano al que has ido a comer después de haberte zampado una *pizza* entera tú solo.

En esos casos puntuales, no te tortures si comes de más o tomas algo «indebido». Ya que vas a pecar, ¡peca con gusto!

¿Por qué? Porque si de verdad son excepciones, no pasa nada. Que tu tarea sea enfocarte en los alimentos frescos, integrales y de preferencia vegetariana de los que te alimentas cada día.

Si comes algún alimento veneno que desequilibra tu cuerpo, imita a los animales aplicando su misma solución: no comas más. Descansa ese día. Ya te has pasado, mejor no sigas comiendo.

Y si eres del tipo de personas que no puede pasar sin comer cada poquito tiempo, aunque sea en la cena, compensa comiendo manzanas, una gran ensalada de hojas verdes, una buena crema de verduras, pero por favor sin quesito, ni pollo, ni huesos... (¿sabías que algunas personas cocinan las cremas de verdura con pollo e incluso con huesos de animales? ¡Madre mía, cómo está el mundo!), o unas verduras al vapor bien aliñaditas con su aceite de oliva o rociándoles por encima una fritada de ajos con pimentón al estilo de Navarra.

Antes que dejarte llevar y pensar que ya se ha estropeado el día, que mañana comenzarás una nueva (y superestricta) forma de alimentarte, aquella que luego nunca empiezas, pasa a la acción ahora. Si te has comido un bocadillo de chorizo, puedes elegir comer una bolsa de patatas fritas y una *pizza* congelada... o hacerte una enorme ensalada con vegetales frescos. Siempre podemos elegir.

Con el sistema depurativo que propongo en esta obra, trataremos de mejorar y ajustar progresivamente los hábitos de vida insanos compensando con los sanos, así de sencillo. Y esto, en sí mismo, constituye una depuración.

A mis alumnos les hace gracia cuando les pregunto: «¿Quién es el marido de la foca?». Está claro quién es, ¡el foco!

Que tu labor sea poner el foco en comer de manera saludable, de este modo, si un día no lo haces, ni se notará. Por lo tanto, no debes ser talibán ni sentirte culpable, porque no tiene importancia.

Con estas líneas no pretendo promover la autoindulgencia. Mi intención es evitar la autotortura. Conozco muchas personas obsesionadas por llevar una dieta muy estricta. Hay personas que lo hacen porque les sale de manera natural, se sienten bien con ello, no les cuesta. Estupendo. No hablo de ellas. Hablo de quienes verdaderamente lo pasan mal. La vida es tan incontrolable que muchos se aferran a controlar al menos algo que parece que sí se puede controlar: lo que comen.

El inconveniente de esto es el estrés asociado a ello. Así que más vale ponerse el mundo por montera y darse un caprichito ocasionalmente.

Mantra n.º 5: INGESTIÓN ≠ ABSORCIÓN
Ingestión no es sinónimo de asimilación. Antes que en aspectos cuantitativos como la cantidad de calorías que contiene un plato, mi objetivo es poner en valor los aspectos cualitativos de los alimentos que componen dicho plato.

Por ejemplo, su vitalidad intrínseca, la sinergia entre sus nutrientes, su riqueza enzimática, su índice glucémico, su grado de acidez o alcalinidad o sus formas de preparación.

No se asimila todo lo que se consume. Dicho ratio dependerá del estado de salud de la persona, de si sufre estrés, de si mastica más o menos veces, de la energía que requiera para sus actividades diarias... Por esta razón, considero del todo absurdas las etiquetas de los paquetes de alimentos donde se indica que contienen un porcentaje determinado de la cantidad diaria recomendada de tal o cual nutriente. Porque no sabemos cuánto asimilaremos de dicha cantidad diaria recomendada.

Además, aunque la dietética oficial asume una cantidad diaria recomendada de cada nutriente para cada persona, lo cierto es que esto constituye una visión fragmentada de la nutrición. ¿Somos iguales tú y yo? Mira, yo tengo 45 años, soy mujer, no tengo hijos (creo que 2 gatos tiranillos que consiguen de mí lo que quieren no cuentan), mido 1,62, me encanta ponerme al solecito y voy mucho al sur, soy muy tranquila y paso mucho tiempo sentada escribiendo, como ahora. Es posible que tú también tengas 45 años, seas mujer y midas lo mismo. Quizá a la vez seas madre de dos niñas y no pares quieta en todo el día, vivas en Noruega, seas hiperdeportista y corras cada tarde 10 kilómetros antes de cenar...

¿Crees que por ser mujeres las dos, por tener la misma edad y la misma estatura, necesitamos los mismos nutrientes cada día, aunque vivamos en lugares distintos y tengamos un estilo de vida opuesto?

Los requerimientos nutricionales de cada persona son distintos y no podemos dar por sentado que lo que nos llevamos a la boca acabará, finalmente, en nuestras células.

Tras ingerir la comida hemos de digerirla. Una vez digerida, nos toca transportarla hasta las células para que los nutrientes entren en ellas. Una vez que los nutrientes están en las células, éstas tienen que conseguir asimilarlos.

El proceso de transportar los nutrientes digeridos hasta las células del organismo y crear un ambiente interno para que éstas puedan absorberlos se llama asimilación. Es la última fase del proceso digestivo. Si la asimilación no se realiza correctamente, no estás alimentando tu cuerpo y, por tanto, continúas muriéndote de hambre.

Después de la asimilación hay que eliminar los residuos que se generan debido a todo este proceso, que se denomina metabolismo.

Una de las razones por las que disminuye la capacidad de digerir y asimilar los nutrientes es la deficiencia de enzimas digestivas. Una enzima digestiva es un tipo específico de proteína que actúa como un catalizador de reacciones químicas que contribuyen al metabolismo de los alimentos que ingieres.

Metabolizar es el proceso por el que el organismo transforma y asimila una sustancia mediante cambios químicos y biológicos. Cuando tu sistema digestivo presenta deficiencias de enzimas, no puede extraer con eficacia los nutrientes de los alimentos que ingieres. En consecuencia, se necesitan cantidades mayores de comida para nutrir tu cuerpo, porque recibes menos nutrición real.

Puedes presentar deficiencia de enzimas digestivas si no comes alimentos crudos en abundancia cada día, pues las enzimas, la chispa de la vida, residen en los alimentos crudos. Al calentar y procesar los alimentos se destruyen las enzimas digestivas que hay en ellos.

Los métodos agrícolas modernos también reducen la cantidad de enzimas digestivas biológicamente activas que hay en los alimentos. Hace años, el suelo donde se cultivaban los alimentos era rico en microorganismos esenciales para la asimilación de nutrientes. Los pesticidas, herbicidas y fertilizantes matan esas bacterias. También los antibióticos y el agua clorada destruyen las bacterias y los microorganismos beneficiosos que ayudan a la asimilación de nutrientes. Así, el último tramo del intestino se repuebla con bacterias y hongos dañinos, como la levadura y la cándida. Este tipo de hongos son la causa de la ansiedad por comer azúcar y trigo, que demandan para satisfacer sus propias exigencias de alimentos.

Damos por cierto que en lo que comemos hay ciertas cantidades de nutrientes, pero el procesamiento de los alimentos hace que éstos pierdan gran parte de su valor nutricional. Por ejemplo, una dieta basada en arroz blanco o pasta italiana refinada incrementa el riesgo de padecer diabetes porque aumenta los niveles de glucosa en sangre durante la digestión.

El estrés, por su parte, desvía la energía y el aporte sanguíneo de la digestión, haciendo que el cuerpo sea menos eficaz en la producción de las enzimas digestivas.

El sistema inmunitario compite por las enzimas que necesita el sistema digestivo, ya que utiliza enzimas para digerir los cuerpos extraños que encuentra en la sangre.

La deficiencia crónica de enzimas digestivas es una consecuencia de la suma entre la escasez de enzimas digestivas de los alimentos y la demanda de enzimas que el sistema inmunitario necesita.

La combinación inadecuada de los alimentos es otra barrera para la digestión. Y en esto nos pararemos algo más, pero será más adelante. La carne se digiere en un medio extremadamente ácido en el estómago; los cereales, los almidones y los productos lácteos requieren un medio más alcalino. Si comes ambas cosas al mismo tiempo, no digieres adecuadamente ni una ni otra.

Una vez que los nutrientes llegan a las células, tienen que poder entrar en ellas. Muchas células responden insuficientemente a la insulina, que es la hormona que facilita este proceso. Los nutrientes no pueden entrar en las células y, como resultado, éstas no se pueden nutrir adecuadamente.

El magnesio, por ejemplo, es un mineral que necesita de la hormona insulina para poder entrar en las células. Da igual que se tomen suplementos de magnesio si las células son resistentes a la insulina y no permiten que este mineral entre en ellas.

Las deficiencias nutricionales causan agotamiento y estrés crónicos, y esto crea un círculo vicioso. Una dieta basada en alimentos elaborados deficitarios en enzimas digestivas causa estragos en la capacidad del cuerpo para digerir y asimilar los nutrientes. La escasez enzimática hace que sólo un pequeño porcentaje de lo que comes acabe nutriendo tu cuerpo. Si a esto le añades el hecho de que hoy los alimentos contienen muy pocos nutrientes por cómo se cultivan (lo mismo pasa con animales que son alimentados con pienso, como los peces de piscifactoría, en lugar de recibir su alimentación natural; su «carne» no contiene los mismos nutrientes que si estuvieran en estado salvaje y se alimentaran libremente), es fácil imaginar un estado de privación nutricional crónica que hace que se necesite mucha más comida para saciar las necesidades nutricionales del organismo.

Es sencillo aumentar la asimilación de nutrientes por parte de tu organismo. Enfócate en llevar una dieta rica en enzimas y microbios digestivos. Consume un enorme porcentaje de alimentos crudos y de cultivo ecológico cada día, germinados y fermentados. Todos ellos contienen enzimas y bacterias digestivas beneficiosas.

Si quieres igualar el ratio ingestión = absorción, aumenta la cantidad diaria de alimentos de origen vegetal ricos en enzimas digestivas, como verduras, hortalizas y frutas crudas, así como germinados y fermentados sin pasteurizar. Son los alimentos ideales y la clave para mantener un organismo sano.

Mantra n.º 6: EL MEJOR ALIMENTO CONTIENE UN MÁXIMO DE NUTRIENTES CON UN MÍNIMO COSTE METABÓLICO

Muchas personas piensan que el alimento más completo es la carne. La carne contiene todas las proteínas. Luego podemos decir que es un alimento completo en proteínas. Pero no es el alimento más completo que existe.

La carne contiene proteínas, vitamina B12 y grasa saturada. Destaca por su contenido en hierro, en sodio y en colesterol. Pero no destaca en absoluto por su contenido en fibra, en vitaminas A y C o en minerales alcalinos como calcio o magnesio. Luego la carne, no es el alimento más completo.

Resulta que, además, debido a su alto contenido en proteínas y grasa, la carne es difícil de digerir. Cuando la digestión se complica, se generan toxinas durante el propio proceso metabólico.

En el apartado anterior, cuando hablamos del mantra ingestión ≠ absorción, vimos que después del metabolismo de los alimentos, hemos de eliminar dos tipos de sustancias que son tóxicas:

1. Las que contiene el propio alimento y
2. Las que se generan durante su metabolismo.

El proceso metabólico de la carne genera residuos tóxicos como indol y escatol. Son esos que hacen que las heces huelan tan mal...

Además, la carne en sí misma, que no deja de ser un cadáver, contiene putrescina y cadaverina, dos sustancias muy tóxicas que hay que eliminar.

La carne no es el alimento que más nutrientes contiene
y además es uno de los que más residuos metabólicos genera.

Según Ann Wigmore, fundadora del Instituto Ann Wigmore en Puerto Rico, existen dos causas principales de la enfermedad: deficiencia y toxemia.

- **Deficiencia** significa que nuestros cuerpos están desnutridos porque no podemos obtener los nutrientes que necesitamos de los alimentos. ¿Por qué no? Porque o bien no los contienen o bien los alimentos se han cocinado de una manera en que se han vuelto indigeribles porque se han destruido sus enzimas.

Esto ocurre cuando se someten a temperaturas muy elevadas. Me refiero, por ejemplo, a los alimentos fritos, en cuya preparación se alcanzan temperaturas de hasta 300 °C; o a los horneados a casi 200 °C.

- **Toxemia** es un término que hace referencia a los venenos que se almacenan en el cuerpo. Estas toxinas se forman como resultado de comer alimentos ricos en tóxicos, alimentos no naturales, alimentos muy procesados y alimentos que contienen plaguicidas contaminados. Las toxinas, como hemos ido apuntando, también se generan a través de las emociones destructivas y del estrés.

Cuando el cuerpo no necesita utilizar toda su energía para digerir los alimentos, porque no contienen apenas tóxicos y porque en ellos mismos se encuentran las ayudas digestivas (las enzimas), puede realizar otras tareas. Estas otras tareas son la liberación de las toxinas almacenadas. Así podrá mantener la homeostasis y generar la propia autocuración.

Cuando era niña, en su Europa del Este natal, Ann Wigmore aprendió sobre la curación natural de la mano de su abuela, que utilizaba plantas y hierbas para curar a los soldados heridos en la Primera Guerra Mundial. De adulta, emigró a Estados Unidos y adoptó las costumbres dietéticas que allí imperaban, propias de la Revolución Industrial.

Cuando Ann, a los cincuenta años, se enteró que estaba enferma de cáncer de colon, se acordó de los remedios de su abuela y tomó la decisión de basar su alimentación en alimentos vegetales crudos ricos en enzimas digestivas. En un año, estaba libre de cáncer.

Cuando nuestro organismo ingiere alimentos vegetales crudos ricos en enzimas digestivas, comienza un proceso de limpieza que le ayuda a lograr un estado de equilibrio ideal. Se trata de un estado que va más allá de la ausencia de síntomas, dando lugar a la presencia de energía vibrante y alegría de vivir.

Sin embargo, los alimentos vivos o vitales, como los denominó Ann Wigmore, no son simplemente alimentos crudos. Debido a que muchas personas no pueden digerir alimentos crudos, los alimentos vivos se preparan de manera que todo el mundo los pueda asimilar. Veremos más adelante a lo que me refiero, se trata del activado de las semillas, la maceración de las verduras, la germinación y la fermentación.

El Estilo de Vida de los Alimentos Vivos® fundado por Ann Wigmore promueve la preparación y el consumo de alimentos en su óptimo estado nutritivo y energético, ricos en enzimas y clorofila y fáciles de digerir.

La depuración del organismo se basa en alimentos frescos, ecológicos y crudos, tales como verduras, hortalizas, frutas, semillas, pseudocereales germinados y fermentados. Con ellos se preparan ensaladas, platos fermentados y batidos de frutas, hojas verdes y semillas.
Estos alimentos, ricos en enzimas, y pobres en tóxicos, requieren un mínimo de energía orgánica para ser digeridos y asimilados.
A la vez, su valor nutritivo es mayor que el de los alimentos procesados o cocinados a altas temperaturas.

Ingredientes imprescindibles

A continuación, te muestro un listado de ingredientes indispensables clasificados por familias. Me refiero a ingredientes indispensables para realizar una depuración como las que propongo en esta obra. Por eso se trata de una selección limitada de entre los infinitos ingredientes saludables que nos podemos encontrar.

Al final de esta obra, en la sección «Recursos», encontrarás un listado de proveedores recomendados.

VERDURAS TERRESTRES	HIERBAS AROMÁTICAS	FRUTAS	GRANOS SALUDABLES
Apio	Perejil	Manzana	Arroz basmati
Pepino	Cilantro	Pera	Quínoa
Hojas verdes	Hierbabuena	Fresa	Avena sin gluten
Ajo	Menta	Fresón	en copos
Aloe vera	Albahaca	Frambuesa	
Calabacín		Cereza	
Zanahoria		Grosella	
		Mora	
		Limón	
		Papaya	
		Piña	

LEGUMBRES SALUDABLES	SEMILLAS	PRE Y PROBIÓTICOS	GRASAS SALUDABLES
Lentejas dhal	Semillas de chía	Germinados	Aceite de coco
Lenteja roja	Semillas de lino	Fermentados	Aguacate
Garbanzos dhal			Aceite de oliva
Garbanzos			virgen extra

ESPECIAS CURATIVAS	VERDURAS DEL MAR	AGUAS VITALIZADAS
Canela	Algas	Agua de coco
Jengibre		verde
Cúrcuma		Agua de mar
Comino		
Anís verde		

Y a continuación quedan agrupados los ingredientes de cara a comprender mejor el siguiente capítulo sobre pirámides nutricionales o platos saludables.

Verás que hay ingredientes, como el aguacate, que se encuentran clasificados tanto bajo el epígrafe PROTEÍNA SALUDABLE como bajo GRASAS SALUDABLES. Esto es así porque los alimentos no se componen sólo de hidratos, de proteínas o de grasas, sino que son un conjunto de todos. Aquí los clasificamos por su mayor contenido en macronutrientes.

Aprende bien las propiedades de los ingredientes y cómo clasificarlos antes de pasar al siguiente capítulo:

AGUAS VITALIZADAS	VERDURAS, HORTALIZAS, HIERBAS Y ESPECIAS	FRUTAS	SEMILLAS
Agua de coco verde	Apio	Manzana	Semillas de chía
Agua de mar	Pepino	Pera	Semillas de lino
	Hojas verdes	Fresa	Semillas de calabaza
	Ajo	Fresón	Semillas de cáñamo
	Aloe vera	Frambuesa	Sedmillas de girasol
	Perejil	Cereza	
	Cilantro	Grosella	
	Hierbabuena	Mora	
	Menta	Limón	
	Canela	Papaya	
	Jengibre	Piña	
	Cúrcuma		
	Comino		
	Anís verde		

HIDRATOS SALUDABLES	PROTEÍNA VEGETAL SALUDABLE	GRANOS SALUDABLES	GRASAS SALUDABLES
Arroz basmati	Lentejas dhal	Arroz basmati	Aceite de coco
Quinoa	Lenteja roja	Quinoa	Aguacate
Avena sin gluten en copos	Garbanzos dhal	Avena sin gluten en copos	Aceite de oliva virgen extra
	Garbanzos	Mijo	
	Germinados	Trigo sarraceno	
	Fermentados		
	Algas		
	Aguacate		
	Semillas de chía		
	Semillas de lino		
	Semillas de cáñamo		
	Sedmillas de girasol		

Verduras terrestres

El **apio** es un potente alcalinizante, diurético y depurativo, ideal para el riñón y en casos de edemas, gota o ácido úrico. Es hipotensor, disminuye el colesterol, es eficaz para tratar la psoriasis o cualquier trastorno de la piel, también disminuye la hiperglucemia, por lo que está indicado para la diabetes. Ideal si se consume en zumo o en batido como saborizante, en lugar de añadir sal.

El **pepino** contiene antioxidantes naturales como vitaminas y minerales que impiden que las grasas se oxiden, evitando así la síntesis de colesterol a nivel hepático. Este proceso impide que el exceso de grasa se acumule en las paredes arteriales y produzca placas que impidan el normal flujo de la sangre, lo que puede causar infarto de miocardio. Además, la fibra del pepino actúa atrapando y eliminando el exceso de ácidos grasos obtenidos a través de la comida. Por otro lado, al contener potasio en su composición química, el pepino logra reducir otro factor de riesgo, la hipertensión, ya que ayuda a eliminar el exceso de líquidos circulantes actuando sobre la retención de líquidos.

Las **hojas verdes** más saludables son las más oscuras por su mayor riqueza en nutrientes: espinacas, lechugas de todo tipo (no iceberg, por ser poco nutritiva), rúcula, canónigos, berros, hoja del apio, endivias, perejil, cilantro... Recuerda siempre variar el tipo de hojas verdes que utilizas en tus batidos, porque cada hoja verde tiene un aporte nutricional determinado diferente.

Las hojas verdes destacan por su contenido en clorofila. La única diferencia entre la clorofila y la hemoglobina de la sangre es que la molécula de clorofila contiene magnesio como su núcleo central y la de la hemoglobina hierro. Según Ann Wigmore, existe evidencia de que en el cuerpo humano, el núcleo de la clorofila se sustituye por el del hierro regenerando la sangre. Las hojas son extremadamente ricas en clorofila, además de otros nutrientes como calcio, hierro y vitaminas A, C y K.

El **ajo** mejora la digestión, la respiración, la circulación y la nutrición de los tejidos. Es considerado un remedio universal, usado ampliamente en medicina natural por sus múltiples principios activos y nutricionales. Produce una sustancia química llamada alicina, que además de su eficacia medicinal es también la responsable del olor del ajo. Todas éstas son sus virtudes:

- Para problemas del corazón, arteriosclerosis o derrames cerebrales: Disminuye el colesterol LDL (colesterol malo) y previene que se adhiera a las paredes arteriales. Contribuye así a prevenir la arteriosclerosis; mientras tanto incrementa el colesterol HDL (colesterol bueno) que ayuda a limpiar las células de excesos de este componente. Se ha estudiado su acción a la hora de proteger la aorta, disminuyendo su proceso de envejecimiento y ayudando a mantenerla flexible.
- Para disminuir la tensión arterial: Se ha observado su fuerte efecto hipotensor y fluidificante sobre la sangre. Ideal para personas hipertensas, con problemas circulatorios o con tendencia a la angina de pecho.
- Es antiinfeccioso: Posee propiedades antibacterianas, antivirales y fungicidas. Combate infecciones de todo tipo, incluyendo las intestinales por hongos, bacterias, virus y las respiratorias propias de catarros y bronquitis.
- Ayuda en la reducción de la formación de células cancerígenas.
- Gran depurativo orgánico.

El **aloe vera** se puede considerar la reina de las plantas medicinales, posee unas propiedades excepcionales. El jugo de aloe vera contiene diecinueve aminoácidos, veinte minerales y doce vitaminas, por lo que es un excelente suplemento nutricional natural. Beber diariamente entre 50 y 100 ml de jugo de aloe vera mejora la circulación sanguínea y apoya la regeneración celular, regula la presión arterial, promueve la curación de huesos y articulaciones, cura los daños de tejidos internos y úlceras, fortalece el sistema inmunitario, mejora e incluso elimina el estreñimiento, defiende el organismo contra las bacterias, favorece la regulación del azúcar en la sangre, disminuye el colesterol LDL –conocido como «colesterol malo»–, ayuda en la curación de la psoriasis reduciendo la picazón y, además, proporciona una sensación de bienestar y energía.

Aromáticas

El **perejil** es una hierba aromática rica en vitamina C. Por esta razón ayudará a asimilar el hierro de los alimentos vegetales junto con los que se consuma. Además, ayuda a hacer la digestión y a eliminar flatulencias, así como el agua acumulada en el cuerpo, cálculos o piedras en el riñón y alivia los dolores asociados a la menstruación. Dado que aumenta la producción de estrógenos, resulta un afrodisiaco especialmente en la menopausia. En los batidos verdes utilizaremos sólo las hojas, pero en los zumos utilizaremos también el tallo.

El **cilantro**, coriandro o culandro es una planta de aroma cítrico que ayuda a regular el sistema digestivo encontrando un equilibrio entre estreñimiento y diarrea. Además es relajante y ansiolítico y tiene propiedades antibióticas y antibacterianas. En los batidos verdes utilizaremos sólo las hojas, pero en los zumos utilizaremos también el tallo.

De la **hierbabuena** destacan sus propiedades digestivas. Ayuda en acidez, gases, estreñimiento, infecciones bacterianas, gastritis y síntomas de colon irritable. Pero además es buena para el insomnio. En los batidos verdes utilizaremos sólo las hojas, pero en los zumos utilizaremos también el tallo.

La **menta** mejora la digestión y previene las flatulencias, pero además es expectorante, por lo que alivia la tos con flema y la congestión nasal. También es rica en minerales como calcio, magnesio, fósforo y hierro. En los batidos verdes utilizaremos sólo las hojas, pero en los zumos utilizaremos también el tallo.

Frutas

La **manzana** y la **pera** son frutos de árboles de la misma familia, las rosáceas, y además de ser dos de las frutas que más se consumen, son las primeras que se suelen ofrecer al bebé cuando comienza la introducción de nuevos alimentos para complementar su alimentación, a partir de los seis meses. Es una de las frutas más consumidas, está disponible durante todo el año, es bien tolerada por la mayoría de las personas y sus cualidades para la salud son innegables.

Una de las propiedades más destacadas es su acción como reguladores intestinales. Por su contenido en fibra, son útiles como laxantes para tratar el estreñimiento si se consumen crudas y con piel, mientras que peladas, ralladas y cocidas tiene efecto astringente. Por eso, están especialmente indicadas para casos de diarrea. La manzana contiene, además, pectina, una fibra soluble que funciona como absorbente de toxinas y mejora las funciones del sistema digestivo, ayudando a purificar el organismo.

La **fresa** y el **fresón** son ricos en vitaminas (E, C, B y K), betacarotenos, folatos, potasio y fibra. Estas frutas son de las que poseen mayor poder antioxidante. Contienen un ácido con propiedades neutralizadoras de los efectos cancerígenos del humo del tabaco. Además, ayudan a eliminar el ácido úrico. Las fresas combaten la hipertensión y son usadas en medicina natural para limpiar el aparato digestivo. Diuréticas, protegen contra el reumatismo, ayudan a disolver cálculos biliares y renales, mejoran las enfermedades del hígado y aumentan las defensas. Se pueden utilizar como mascarilla facial para limpiar y regenerar la piel. Son bajas en azúcares.

La **frambuesa** es rica en vitamina C, folatos, fibra y flavonoides. Contiene vitaminas del grupo B, que ayudan al metabolismo. Por su contenido en fibra, posee propiedades digestivas. Contiene pequeñas cantidades de calcio, potasio, hierro y magnesio, minerales clave que son absorbidos por el organismo gracias a la vitamina C. La infusión de sus hojas suaviza los dolores menstruales. Tradicionalmente, las comadronas han utilizado las infusiones de hojas de frambuesa en los partos, ya que ayudan a las contracciones al fortalecer los músculos de la matriz. En forma de gárgaras previenen la inflamación de las encías.

La **cereza** tiene un alto contenido en betacaroteno, vitamina C y ácido elágico (sustancia que inhibe la reproducción de las células cancerígenas). Está considerada como un buen diurético por sus flavonoides y sus sales minerales, sobre todo potasio. También ayuda a las articulaciones. Su consumo diario reduce los niveles sanguíneos de ácido úrico. Los derivados salicílicos del árbol del cerezo le aportan a la cereza propiedades febrífugas (hace disminuir la fiebre), analgésicas y antirreumáticas. Asimismo, tiene un efecto laxante.

La **grosella** tiene un alto contenido en vitamina C. Sus propiedades hacen de esta fruta una buena defensora del cáncer, la anemia y la artritis. Contiene un ácido que combate los efectos nocivos del humo del tabaco. Además, su contenido en flavonoides y vitamina B fortalece los capilares, protege los tejidos corporales y previene la diabetes. También es rica en potasio, un mineral que reduce la presión arterial y posee propiedades diuréticas.

Por su riqueza en vitaminas C y E, la **mora** es un buen antioxidante. Es buena para el dolor de garganta, la diarrea, el corazón y la piel. Y es rica en una fibra soluble, llamada pectina, que le confiere propiedades reductoras de los niveles de colesterol en sangre.

El **limón** es un medicamento intemporal. Posee vitamina C y ácido fólico. Es depurativo, fluidificante sanguíneo, antianémico, protector en embarazos, antiséptico, antiinfeccioso, estimula el hígado y la vesícula biliar, es antidegenerativo, anticancerígeno, mejora la función circulatoria (edemas), es astringente (colitis, gastroenteritis, colon irritable), disminuye el ácido úrico, diurético y depurativo (hipertensión).

La **papaya** es una fruta tropical originaria de Centroamérica que tiene unas magníficas propiedades para facilitar la digestión de alimentos de difícil asimilación.

Rica en enzimas digestivas, la papaya es una fruta ideal para tratar gastritis, mejorar la digestión, suavizar ulceras gástricas o aliviar el estreñimiento. También favorece la eliminación del cuerpo de parásitos intestinales.

Cenar papaya sacia el apetito, hidrata el organismo y ayuda a descansar de manera adecuada. Puedes cenar una papaya entera si lo necesitas. Compensarás la necesidad de masticar que puedas sentir cuando bebes los líquidos recomendados en la alimentación liquidariana.

Las papayas son ricas en una enzima llamada papaína. Este tipo de enzimas se conocen como enzimas proteolíticas. Resultan muy interesantes en la alimentación porque ayudan a separar los aminoácidos que componen las proteínas, acelerando el proceso digestivo y evitando la formación de gases. Si sigues alguna de las depuraciones que propongo en esta obra, estás aumentando el consumo de fibra asociada a proteína vegetal a través de la ingesta de frutos secos y semillas. Por ello es posible que tengas gases.

La **piña** presenta la enzima bromelina, de efecto similar a la papaína, que se concentra principalmente en sus tallos. La piña, además, es diurética y depurativa, y ayuda a combatir la retención de líquidos.

Tomar papaya y piña te ayudará a mantener el organismo hidratado, a no echar de menos la necesidad de masticar y a digerir de forma óptima los alimentos.

Semillas

Por su contenido de omega 3, las **semillas de chía** ayudan a reducir el colesterol malo y los triglicéridos. Proporcionan sensación de saciedad favoreciendo que disminuya el apetito desmesurado. Ayudan a regular la coagulación de la sangre, se renuevan las células de la piel, las membranas, las mucosas y los nervios. Esto favorece la regeneración de los tejidos, y por esta razón la usan algunos atletas. Son la mayor fuente vegetal de ácidos grasos omega 3. Además, contienen proteínas completas que proporcionan todos los aminoácidos esenciales. Facilitan la digestión, aumentan la inmunidad y refuerzan los niveles de energía y concentración.

El aceite contenido en las **semillas de lino** es una de las mayores fuentes vegetales de ácidos grasos omega 3. Este tipo de ácidos grasos se denominan «esenciales» porque nuestro organismo necesita incorporarlos directamente en la ingesta, ya que no tiene la capacidad de fabricarlos a partir de otros alimentos. Ayudan a mantener una buena circulación sanguínea, regulan el nivel de colesterol, reducen la agregación plaquetaria, un fenómeno que al incrementarse induce la formación de coágulos y aumenta el riesgo de sufrir un infarto. Los omega 3 también tienen un efecto benéfico en procesos reumáticos, en artritis y en artrosis.

Germinados

Los **germinados** contienen mucha vitamina C y, por lo tanto, el consumo de germinados proporciona más vitalidad y hace que desaparezcan el cansancio y los problemas digestivos. Los distintos germinados se han mostrado útiles como reguladores intestinales, antianémicos y revitalizantes en casos de descalcificación y estados carenciales. Son depuradores del organismo, potenciadores de la producción de leche materna, reguladores del sistema endocrino y del metabolismo en general, incrementan el tono muscular, disminuyen el meteorismo y tienen probados efectos rejuvenecedores.

Para germinar semillas –por ejemplo, de alfalfa o de lenteja–, primero hemos de asegurarnos de que la semilla está cruda, pues un alimento que no está vivo no germina. Si un grano germina, es que tiene calidad suficiente para hacerlo, porque a cierto nivel de degeneración, las plantas dejan de ser capaces de reproducirse. Normalmente los granos de procedencia ecológica y que están en crudo suelen germinar. Para ello:

- Debes dejarlos en remojo a temperatura ambiente durante toda la noche.
- A la mañana siguiente, hay que escurrir muy bien el agua y dejarlos al aire hasta la noche. Si no se escurre bien el agua, los granos no germinan y se pudren. Para asegurarte de que esto no ocurre, puedes utilizar una bolsa de tela porosa para hacer quesos o colar leches vegetales. El procedimiento consiste en poner los granos dentro de la bolsa, hacerle un nudo flojito y dejarla colgada del grifo alto del fregadero, de manera que estén escurriendo el agua continuamente.
- Por la noche, debes enjuagar con delicadeza los granos y volverlos a dejar escurrir dentro de la bolsa de tela, colgados del grifo del fregadero.
- Al día siguiente, repetimos el proceso y seguimos así hasta que el grano germine, unos 3 días.

Los germinados ayudan a combatir los desórdenes digestivos y la anemia, y son grandes depurativos y reconstituyentes a nivel general. La germinación representa la técnica más efectiva para aportar a nuestro organismo energía vital concentrada. Son un concentrado de sustancias generadoras de salud, sustancias que la vida elabora de forma mucho más perfecta que un complejo laboratorio. Y son los alimentos menos contaminados que se puedan encontrar. Su riqueza enzimática facilita la absorción por el organismo y no ocasiona la llamada «leucocitosis posprandial», término acuñado por Metchnikoff, de quien hablaremos en el apartado de los fermentados a continuación.

Fermentados

Los **fermentados vegetales, como el chucrut y el kimchi.** En 1837, el famoso químico y microbiólogo francés Louis Pasteur descubrió que los alimentos fermentados contienen bacterias vivas que se multiplican rápidamente durante el proceso de fermentación. Innumerables estudios han relacionado estas bacterias o cultivos probióticos con importantes beneficios para la salud.

- Los alimentos fermentados potencian el sistema inmune. Aproximadamente el 80 por 100 de nuestras células defensivas se encuentran en el tracto digestivo. Por eso los intestinos son tan importantes para nuestra salud. Si el intestino no funciona correctamente no sólo nos sentimos mal física y anímicamente, sino que disminuye la asimilación de nutrientes.
- Las bacterias fermentativas que se encuentran en los alimentos fermentados ayudan a la producción de anticuerpos o células defensivas frente a los agentes patógenos. En 1907, el premio Nobel Elias Metchnikoff constató que a través de los alimentos fermentados es posible modificar la flora intestinal reemplazando las bacterias putrefactivas o dañinas con las fermentativas o beneficiosas.
- Los alimentos fermentados nos protegen de las alergias, pues ayudan a nuestra flora a distinguir entre elementos patógenos y antígenos no dañinos. Además, mejoran la digestión y la absorción de nutrientes, especialmente la de los hidratos de carbono, como el almidón, la fibra y el azúcar.

Aceites

El **aceite de coco** es un alimento medicamento que presenta infinidad de propiedades depurativas. Es un antifúngico que combate las infecciones causadas por hongos y levaduras. Es antiinflamatorio. También posee propiedades antimicrobianas debido a su alto contenido en ácido laúrico, por lo que contribuye a combatir las infecciones causadas por virus, parásitos y bacterias, ayudando incluso en casos de herpes, hepatitis C y sida. Ayuda a combatir las infecciones bucales, previene la caries y elimina el mal aliento. Es un aceite vegetal en el que predominan grasas saturadas de cadena media. Por eso a temperatura ambiente su aspecto es semisólido, como de pomada color blanquecino. Esto es así excepto en verano, que presenta un aspecto líquido y color transparente.

Especias

La **canela,** combate infecciones intestinales como *Candida albicans,* así como problemas respiratorios. Con efectos estimulantes y caloríficos, actúa como antiespasmódica, analgésica y diurética. A lo largo de la historia, la canela ha sido muy apreciada. Ya los egipcios la utilizaban como saborizante de bebidas, además de para embalsamar. Es originaria de China y se caracteriza nutricionalmente por su riqueza en aceites esenciales y flavonoides. Su nombre deriva de una palabra griega que significa «madera dulce». La canela es rica en hierro, calcio y fibra. No debe almacenarse en polvo más de seis meses, porque pierde su aroma. Es útil para aliviar la indigestión, los calambres en el estómago, los espasmos intestinales, las náuseas y las flatulencias. Los extractos de canela son agentes activos frente al *Candida albicans,* el hongo responsable de la infección vaginal por hongos, así como la *Helicobacter pylori,* la bacteria responsable de las úlceras estomacales. Los extractos de canela también inhiben el crecimiento de los cultivos de las células tumorales.

La canela constituye un gran apoyo digestivo. Es útil en problemas gastrointestinales, colon irritable, candidiasis, calambres intestinales, cólicos, gases, diarreas. Sus aceites son eficaces antiespasmódicos que ayudan a erradicar patógenos. Detiene así el crecimiento de bacterias, hongos y levaduras como la *Candida albicans.* Por el contrario, no afecta a las bacterias probióticas del tracto intestinal. Se cree también que ayuda a prevenir las úlceras intestinales.

En la diabetes tipo II ayuda a mejorar la capacidad de responder a la insulina, normalizando los niveles de azúcar en sangre. Estimula los receptores de la insulina en la célula y además inhibe una enzima que los inactiva. En estudios realizados se ha observado cómo la canela ayudó a bajar los niveles de azúcar en diabéticos tipo II, además de reducir los niveles de triglicéridos, colesterol malo y colesterol total. Sus potentes efectos antioxidantes ayudan a frenar retinopatías diabéticas y neuropatías propias de la diabetes. Es bueno combinarla con cromo, necesario para la formación del factor de tolerancia a la glucosa. En un estudio se administró a 60 hombres y mujeres, con una media de edad de 52 años, que presentaban diabetes tipo II, ½ cucharadita de canela al día durante 6 semanas. Este estudio mostró una disminución del 25 por 100 de los niveles de glucosa, así como una reducción del 12 por 100 de los niveles de colesterol y una disminución del 30 por 100 en los niveles de triglicéridos en sangre en ayunas.

La canela es muy antioxidante. Combate activamente los radicales libres, más incluso que la vitamina E. Además de todo esto, es muy rica en calcio (1228 mg) por lo que resulta muy útil para los huesos.

El **jengibre,** famoso en el Extremo Oriente por su eficacia en el tratamiento de la inflamación de las articulaciones, hoy se ha popularizado como planta medicinal y preciado condimento. Su poder curativo reside en el rizoma (brote), de un olor fuerte aromático y de sabor agrio y picante. De su contenido en aceites surgen los efectos farmacológicos del jengibre, así como su olor y sabor picante tan peculiares. Tradicionalmente, el jengibre se ha utilizado para tratar las afecciones intestinales, especialmente para los problemas digestivos, pues al estimular el páncreas, aumenta la producción de enzimas que favorecen la digestión. Igualmente, su poder antibacteriano resulta eficaz para prevenir problemas intestinales que se producen por alteraciones en la flora intestinal. También es excelente para contrarrestar los vómitos producidos por la quimioterapia. Ingerirlo con los alimentos ayuda a que se minimice la reacción del cuerpo a los medicamentos de dicho tratamiento. Al igual que los causados en los primeros meses de embarazo y los posoperatorios.

Es útil para evitar la aparición de úlceras, ya que parece que su compuesto antibacteriano es capaz de eliminar la bacteria *Helicobacter pylori,* cuyas secreciones de amoníaco atacan los jugos gástricos produciendo gastritis y úlceras en el duodeno. Esta planta es capaz de neutralizar el exceso de ácido gástrico, que es otra de las causas por las que aparecen las úlceras. El consumo de jengibre alivia significativamente el dolor asociado a la artritis reumática, la osteoporosis y en pacientes con desordenes musculares actuando como antiinflamatorio.

- Favorece la circulación: Al igual que el ajo, el jengibre hace las plaquetas de la sangre menos pegajosas. Puede también colaborar en disminuir los niveles de colesterol en sangre.
- Mantiene un sistema cardiovascular sano, fortaleciendo el funcionamiento del corazón.
- Elimina mareos y vértigos en viajes.
- Alivia dolores y molestias menstruales por sus funciones antiespasmódicas, por ello, algunas mujeres los usan para calmar dolores del período.
- Calma migrañas y jaquecas.
- Mejora catarros, afonías y gripes, es expectorante y antitusivo.
- Fuerte actividad antioxidante.
- Antiinflamatorio, se ha empleado en la artritis reumatoide.
- Ayuda a aliviar los dolores abdominales que suelen producirse cuando hay una inflamación estomacal.
- Previene y combate el estreñimiento, reduce los gases intestinales y promueve una mejor digestión.
- Protege el hígado. Facilita la secreción de la bilis. Alivia síntomas de hinchazón y de acidez.
- Depurativo, facilita la sudoración y depuración del cuerpo.

- Previene tumores, algunos de sus compuestos, sobre todo los de naturaleza picante, frenan la acción de sustancias promotoras de tumores.

La **cúrcuma** actúa como un tónico estomacal que estimula las secreciones de jugo gástrico y pancreático, facilitando la digestión. Está aconsejada para aquellos que padecen dispepsia, digestiones lentas, gastritis crónica o inapetencia. También sirve para reducir la acidez de estómago y expulsar los gases del intestino. Protege el hígado y resulta un tónico para la vesícula biliar. Ayuda a eliminar las piedras biliares, tiene efecto antiinflamatorio, permite el drenaje del hígado y el vaciado de la vesícula.

El **comino** pertenece a la familia del perejil, su nombre científico es *Cuminum cyminum*. En la gastronomía, el comino se usa por el sabor característico que ofrece, típicamente usado en platos mexicanos, del norte de África y de la India. Esta hierba, rica en nutrientes, posee hierro, calcio, aceites esenciales, antioxidantes, magnesio y una buena fuente de vitaminas A, C y E.

- Una taza de té de comino tras una comida pesada asienta el estómago en trastornos digestivos como diarrea, gases, indigestión, inflamación y náuseas.
- Descongestiona las vías respiratorias disolviendo las flemas en los pulmones en resfriados, bronquitis y asma. Disminuye el dolor de garganta.
- Ayuda a gestionar las fuertes subidas de fiebre en procesos infecciosos.
- Beneficioso en mujeres embarazadas y lactantes, constituye una buena fuente de hierro, mineral imprescindible durante la época del embarazo y las menstruaciones. Además, el comino ofrece sustancias que estimulan la producción láctea de las glándulas mamarias en la mujer.
- Desinfectante y antimicrobiano, tanto a nivel de las vías respiratorias como de las mucosas digestivas y de la piel. Muy útil para combatir inflamaciones de la piel causadas por infección

de los folículos pilosos debido a bacterias, así como también para tratar infecciones por hongos.
- Se piensa que sus aceites pueden ayudar en la mejoría del cáncer.

El **anís verde** es una excelente fuente del complejo de vitaminas del grupo B, incluida la tiamina, niacina y riboflavina; también contiene vitaminas antioxidantes como A y C. Adicionalmente contiene minerales como calcio, hierro, cobre, potasio, manganeso, zinc y magnesio. Posee las siguientes propiedades:

- Digestivas: Facilita la digestión, elimina gases intestinales y ayuda a aliviar espasmos producidos en la vesícula, estómago, intestinos y útero y la indigestión y las náuseas.
- Respiratorias: Alivia el asma, la bronquitis y la tos.

Algas
Las **algas** son las verduras del mar. Destacan sobre todo por su riqueza en sales minerales y oligoelementos, pero también son ricas en vitaminas y proteínas. En especial, el alga espirulina posee un 70 por 100 de proteínas y en ella están presentes todos los aminoácidos esenciales, hierro, provitamina A y vitaminas B1, B2 y E. Es el alga más rica en clorofila, sustancia que activa las enzimas del cuerpo que intervienen en la asimilación de los nutrientes para transformarlos en energía, ayuda a purificar la sangre, aumenta la producción de hemoglobina y evita la contracción de los vasos sanguíneos. Es el alimento más rico en hierro que se conoce, incluso 20 veces más que otros considerados como fuentes vitales de este mineral. En ella también se encuentran importantes concentraciones de calcio y magnesio, con la ventaja de que carece casi por completo de sodio. Junto con la leche materna, es el único alimento que contiene cantidades apreciables de ácido graso gammalinolénico (GLA), que interviene en la regulación de toda la red hormonal. Su sabor es muy fuerte, por ello generalmente se consume en comprimidos. Si añadimos una pizca a los batidos, su sabor se camufla.

Líquidos vitalizados

El **agua de coco verde** es considerada como la «leche materna» porque sus nutrientes son similares a ella. Además puede ser inyectada intravenosamente en casos de emergencia para estabilizar el contenido en electrólitos (sustancias que se disuelven en líquidos acuosos y generan corrientes eléctricas) del plasma sanguíneo. En España sólo la encontramos envasada, pero los cocos verdes abundan en América Central. Puede ser una bebida ideal para recuperarse después del ejercicio físico, para mezclar con los batidos verdes o tomada sola, simplemente para disfrutar de su exquisito sabor.

El **agua de mar,** recogida en alta mar, donde se encuentra depurada, es otro ingrediente imprescindible que nos aporta todo lo que sigue:

- Una recarga hidroelectrolítica y que contribuye a la rehidratación celular.
- Mejora la actividad celular y en consecuencia mejora la regeneración celular.
- Requilibra la función enzimática, facilitando la autorreparación.
- Contiene todos los minerales de la tabla periódica en forma biodisponible y en la misma proporción que nuestro plasma sanguíneo. Por eso es ideal para evitar carencias y también para deportistas antes, durante y después de la actividad física.
- No es sal común refinada y blanqueada y ni daña los riñones, ni deshidrata, por lo que tomada con moderación es adecuada también para hipertensos.
- Descongestiona las vías respiratorias, ya que tiene la capacidad de disolver la mucosidad.
- Es desinfectante por su capacidad antibiótica.
- Sacia el apetito por contener elementos nutritivos biodisponibles.
- Es diurética y laxante.
- Es alcalina (pH = 8,5), por lo que atrae el oxígeno; y sabemos que las células cancerosas no pueden vivir en un entorno alcalino y en presencia de altos niveles de oxígeno.

- Según experimentación y estadísticas, ha contribuido a la mejora de la sintomatología o la curación de enfermedades como síndrome químico múltiple, fibromialgia, cáncer, osteoporosis, contusiones, estreñimiento, gastritis, hipertensión, hipotiroidismo, artritis reumatoide y un largo etcétera en el que podemos incluir los miles de pacientes tratados satisfactoriamente por René Quintón y su plasma marino (más eficaz que el suero artificial).

La teoría mínima que debes conocer sobre nutrición

Siempre se nos ha dicho que hay que comer los alimentos que se encuentran en la base de la pirámide nutricional, y parece como si la pirámide nutricional fuera antes que el huevo y que la gallina. Desde siempre se nos ha enseñado que para estar sanos hay que comer así y punto. Es un dogma.

Sin embargo, la primera pirámide nutricional se creó en 1970. ¿Qué haríamos antes de que tuviéramos esta recomendación?

Que yo sepa, antes también las personas nacían, crecían, se reproducían y se morían. Incluso sin seguir las directrices de la pirámide nutricional. No era algo imprescindible.

La labor de márquetin del Departamento de Agricultura de EE. UU. ha sido encomiable. Porque ha conseguido inculcarnos que seguir las directrices de la pirámide es ineludible. La más reconocida de todas las pirámides nutricionales, hasta la fecha, la crearon en 1992 y se actualizó posteriormente en 2005 y en 2011.

Tradicionalmente, la pirámide nutricional presentaba hidratos de carbono refinados en su base. Es decir, que nos recomendaba que basásemos nuestra alimentación en hidratos de carbono refinados: pan blanco, arroz blanco, pasta italiana refinada, *pizzas,* galletas, bollería..., todo lo que se hace a partir de harina de trigo refinada.

Los hidratos de carbono refinados, además de contener gluten, salvo en el caso del arroz, son un alimento que a medio plazo influye en generar un deficiente metabolismo de la glucosa, por lo que causa obesidad y tendencia a la diabetes.

Pirámide nutricional de la Sociedad Española de Nutrición Comunitaria

Como la mayoría, sitúa en la base los hidratos de carbono (cereales, patatas y legumbres).Una persona de a pie, que no tiene por qué saber específicamente sobre nutrición, corre el riego de interpretar que una dieta saludable es aquella que se basa en alimentos derivados del trigo, aunque sea trigo refinado, así como patatas cocinadas de cualquier modo, por ejemplo fritas en casa o patatas fritas de bolsa o «chips».

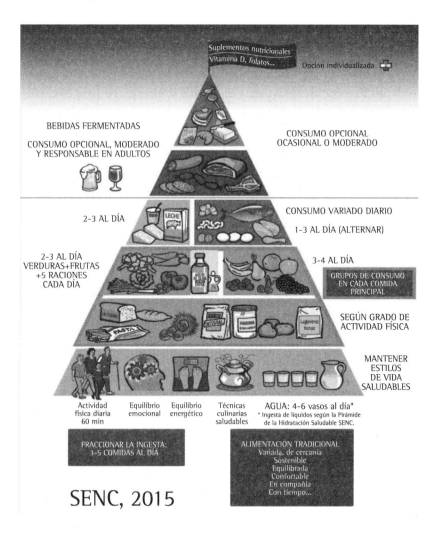

SENC, 2015

Vamos a estudiar la pirámide nutricional que edita la Sociedad Española de Nutrición Comunitaria, en su versión de 2005, para desmontar uno a uno sus supuestos, dado que hoy en día nos regimos por el Plato para Comer Saludable según Harvard, que estudiaremos más adelante.

Pero antes... hemos de aclarar algunos supuestos.

- No es posible determinar con exactitud la cantidad de nutrientes y energía que contiene un alimento, pues no es lo mismo un aguacate de las islas Canarias que uno de Costa Rica, por ejemplo, ya que en la composición de sus nutrientes influye su procedencia, cómo se ha cultivado (ecológico o con abonos químicos), el punto de maduración en que se encuentre cuando lo vayamos a comer y si lo consumimos crudo o cocinado.
- Tampoco es posible determinar el grado de aprovechamiento que cada persona hace de un alimento.
- Volvamos al mantra n.º 5. «Ingestión ≠ Absorción» que introducimos al principio de esta obra. Dicho ratio entre ingestión y absorción dependerá del estilo de vida de una persona, así como de su estado de salud, de si sufre estrés, de si mastica más o menos veces, de la energía que requiere para sus actividades diarias...

Y, por si fuera poco, si cocinamos para toda la familia, ¿cómo puedo saber que mi ración contiene los mismos nutrientes que la de otra persona? Imagina que compartimos un plato de garbanzos con acelgas. Algunos se servirán más garbanzos, otros más acelgas, otros añadirán aceite crudo, otros comerán con pan... ¿Cómo podemos determinar la ingesta real que hacemos?

Tampoco podemos calcular los requerimientos específicos de nutrientes que cada uno tiene, y que dependerán de su peso, estatura, composición corporal, edad, estilo de vida, consumo energético... ¿Gasto lo mismo en subir escaleras que otra persona? ¿Cómo puedo saberlo?

Hoy en día, la pirámide nutricional que edita la Sociedad Española de Nutrición Comunitaria SENC como guía para diseñar un menú semanal ha quedado obsoleta porque:

- No sitúa en su base las verduras y las frutas, aunque por otro lado se nos dice que son los alimentos que previenen las enfermedades.
- No explica qué es una ración (¿es una pieza, se mide por gramos...?).
- Ofrece la impresión de que hemos de consumir obligatoriamente los alimentos que aparecen en cada escalón, incluido el embutido o el alcohol.
- No nos revela cómo calcular un consumo moderado para nosotros.
- No nos indica cómo saber cuál es nuestro grado de actividad física ni la ingesta que le corresponde.

Pirámide nutricional de la Fundación Dieta Mediterránea

Disponemos de varias alternativas a nuestra tradicional pirámide, una nos llega desde la Fundación Dieta Mediterránea, y en cuya base sitúa las frutas, las verduras y los cereales de preferencia integral, dando mayor peso a la cantidad de verduras que a la de frutas y cereales.

Sugiere el consumo de frutos secos y semillas antes que el de los lácteos, lo cual considero muy acertado. Sin embargo:

1. Da el mismo peso a la carne blanca, al pescado y el marisco, al huevo y a las legumbres. Las legumbres deberían tener más peso que el marisco, claro está, y el pescado que la carne, aunque sea blanca.
2. Curiosamente, las patatas comparten escalafón con la carne roja y el embutido (carnes procesadas), cuando la patata cocida es un gran alimento. Imagino que se referirá a las patatas fritas, claro, pero no lo especifica.

Es curioso comprobar cómo varios expertos en nutrición se han reunido para diseñar esta pirámide, mucho más adecuada que la anterior, pero han seguido sin darse cuenta de estos pequeños grandes detalles.

Pirámide de la Dieta Mediterránea: un estilo de vida actual

Guía para la población adulta

Medida de la ración basada
en la frugalidad y hábitos locales

Vino con moderación y
respetando las costumbres

Dulces ≤ 2r

Carne roja < 2r
Carnes procesadas ≤ 1r

Huevos 2-4r
Legumbres ≥ 2r

Hierbas / Especias / Ajo / Cebolla
(menos sal añadida)
Variedad de aromas

**Aceite de oliva
Pan / Pasta / Arroz / Cuscús /
Otros cereales 1-2r**
(preferir integrales)

Agua e infusiones de
hierbas

Biodiversidad y estacionalidad
Productos tradicionales, locales
y respetuosos con el
medio ambiente
Actividades culinarias

Semanal

Patatas ≤ 3r

Carne blanca 2r
Pescado / Marisco ≥ 2r

Cada día

Derivados lácteos 2r
(preferir bajos en grasa)

Frutos secos / Semillas / Aceitunas 1-2r

**Cada comida
principal**

Frutas 1-2 | Verduras ≥ 2r
Variedad de colores / texturas
(Cocidas / Crudas)

Actividad física diaria
Descanso adecuado
Convivencia

Edición 2010

r = Ración

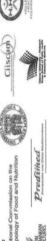
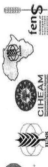
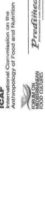

Fundación
Dieta Mediterránea

ICAF
International Commission on the
Anthropology of Food and Nutrition

Predimed
Prevención con Dieta Mediterránea

Citiscan

CIHEAM

fenS

Pirámide nutricional de la Clínica Mayo

En la Clínica Mayo, entidad sin ánimo de lucro dedicada a la práctica médica, se ofrece atención médica de la más alta calidad mundial. Dicha clínica fue fundada en 1889 y surgió de la práctica de la medicina alternativa del doctor William Worrall Mayo.

En la base de la pirámide que nos propone la Clínica Mayo, se comparte prioridad entre frutas y verduras, para ascender al siguiente escalón, en el que se sitúan los hidratos de carbono. Aunque no indica con claridad que se refiera a carbohidratos complejos, el color oscuro con el que se representan nos muestra que sí lo son.

Da la sensación de que se refiere a una dieta lactovegetariana, porque en el escalafón de la proteína menciona los lácteos, pero no hace referencia ni a los huevos, ni al pescado ni a la carne. Curiosamente, clasifica los frutos secos en el escalafón de las grasas y no en el de las proteínas.

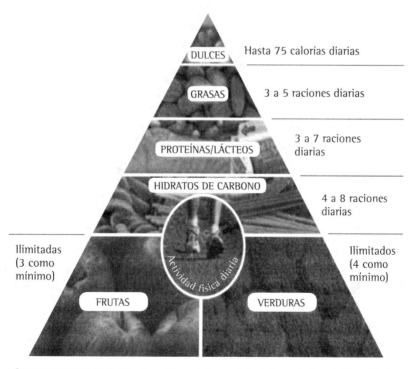

© Mayo Foundation for Medical Education and Research. See your doctor before you begin any healthy weight plan.

No sé por qué en todas las pirámides nutricionales se nos habla de «raciones». Hay que tomar dos raciones de esto, tres de aquello..., pero nadie nos dice lo que es una ración. Así que no sé si estoy comiendo mucho o poco..., aunque como sabemos, recomendar las mismas raciones a personas diferentes no tiene ningún sentido. Mucho más lógico es recomendar porcentajes. Es decir, porciones del total de la ingesta diaria que una persona hace en función del hambre que tiene.

Plato saludable de la Universidad de Harvard

Por lo anterior, la alternativa a nuestra tradicional pirámide que más me convence de todas es la que nos llega desde la Universidad de Harvard. En su propuesta ni se incluye alcohol, ni dulces ni embutido, mientras que se otorga su lugar correspondiente a las verduras, las frutas, los cereales integrales y la proteína saludable. Y aunque se nos sigue hablando de raciones o porciones, se nos muestra un mapa de porcentajes que es mucho más clarificador que un mapa piramidal.

En mi interpretación de esta «pirámide» no veo el plato de la comida y el plato de la cena. Veo el total de los alimentos que hay que consumir al día. Me doy cuenta de que Harvard nos propone lo siguiente:

- Un 30 por 100 de vegetales de todo tipo, cuanto más variados mejor. También excluyen las patatas.
- Un 25 por 100 de carbohidratos complejos al día, en forma de cereales integrales, recomendando específicamente evitar los cereales refinados.
- Un 25 por 100 de proteína saludable al día, en forma de legumbres, frutos secos, pescado y carne de ave, recomendando

específicamente evitar el queso, el embutido y la carne roja (no habla de los huevos, qué curioso, a muchos se les olvidan).

- Un 20 por 100 de frutas de todo tipo.
- Nos anima a consumir aceite de oliva y evitar grasas trans como la margarina.
- Nos anima a limitar el consumo de leche y bebidas azucaradas.
- No incluye dulces ni alcohol.

Entonces, no importa que en una comida no haya frutas, o no haya verduras o no haya proteína. Uno se puede distribuir la alimentación como desee, siempre que cumpla los porcentajes. Te cuento cómo me gusta hacerlo a mí:

- La fruta se puede tomar en el desayuno y en la merienda.
- A media mañana puedo tomar algo de pan integral o unas gachas hechas con copos de avena.
- A medio día sigo tomando cereales integrales, acompañados siempre de verduras.
- Por la noche ceno proteína saludable, acompañada siempre de verduras.

EL PLATO PARA COMER SALUDABLE

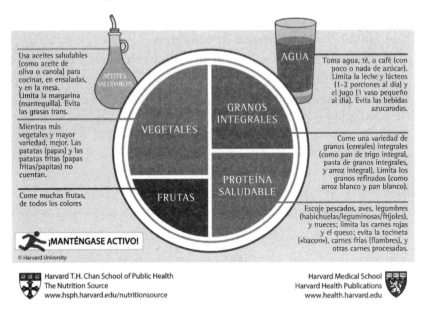

Usa aceites saludables (como aceite de oliva o canola) para cocinar, en ensaladas, y en la mesa. Limita la margarina (mantequilla). Evita las grasas trans.

Mientras más vegetales y mayor variedad, mejor. Las patatas (papas) y las patatas fritas (papas fritas/papitas) no cuentan.

Come muchas frutas, de todos los colores

¡MANTÉNGASE ACTIVO!

© Harvard University

AGUA

Toma agua, té, o café (con poco o nada de azúcar). Limita la leche y lácteos (1-2 porciones al día) y el jugo (1 vaso pequeño al día). Evita las bebidas azucaradas.

Come una variedad de granos (cereales) integrales (como pan de trigo integral, pasta de granos integrales, y arroz integral). Limita los granos refinados (como arroz blanco y pan blanco).

Escoje pescados, aves, legumbres (habichuelas/leguminosas/frijoles), y nueces; limita las carnes rojas y el queso; evita la tocineta («bacon»), carnes frías (fiambres), y otras carnes procesadas.

Harvard T.H. Chan School of Public Health
The Nutrition Source
www.hsph.harvard.edu/nutritionsource

Harvard Medical School
Harvard Health Publications
www.health.harvard.edu

De este modo, cumplo los porcentajes que propone Harvard, pero no comprometo la digestión, porque no estoy consumiendo a la vez alimentos que se digieren de forma diferente (proteínas e hidratos de carbono). Ejemplo:

- Desayuno: Batido de piña, pera, jengibre y perejil.
- Media mañana: Gachas de copos de avena y manzana.
- Comida: Ensalada de rúcula con tomate cherry y cebolleta. Quínoa con verduritas.
- Merienda: Manzana.
- Cena: Crema de verduras. Garbanzos con espinacas.

Pirámide nutricional de Matthew Kenney
El conocido chef y experto formador internacional en cocina crudivegana, Matthew Kenney, propone su propia pirámide nutricional.

En sí misma constituye el fiel reflejo de la depuración crudivegana que propongo en esta obra. Más adelante podrás comprobarlo cuando lleguemos al apartado «Depuración crudivegana».

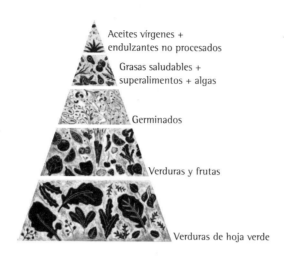

Aceites vírgenes +
endulzantes no procesados

Grasas saludables +
superalimentos + algas

Germinados

Verduras y frutas

Verduras de hoja verde

Prepararse nutricionalmente para la depuración

Como ya vimos, consideramos como muy intoxicada una persona, a quien decidimos llamar Juan, que:

- Come habitualmente carne, embutido, harinas blancas (pan, *pizza,* pasta, bollería), fritos, azúcar (dulces, refrescos), alimentos procesados (precocinados, latas, congelados), quesos, alcohol (cerveza, copas...).
- Fuma.
- Se encuentra estresada por el trabajo, la familia, el dinero...
- Está enferma, especialmente enfermedades crónicas.
- Su descanso es insuficiente, ya sea por número de horas, porque padece insomnio porque no consigue relajarse.
- Lleva una vida sedentaria.
- Sufre de estreñimiento crónico.

- Utiliza geles, aceites, cremas, cosmética, productos de limpieza del hogar o de la ropa con componentes químicos.

Vamos a aproximar su depuración poco a poco, por fases más o menos largas según sea necesario, que se encontrarán dentro de la propia fase de preparación.

Fase 1. Eliminar hábitos de vida tóxicos hasta no superar un máximo de un 20 por 100 de elecciones nocivas diarias. Ejemplo (habrá que ajustar según el caso concreto):

- Eliminar el embutido o restringir a sólo 1 vez por semana.
- Dejar de fumar o reducir la cantidad.
- Dejar de tomar copas o elegir sólo un momento del día a la semana.
- Eliminar el azúcar de la dieta o elegir sólo un momento del día a la semana.

Fase 2. Introducir de manera progresiva (mantra n.º 2) hábitos diarios positivos. No sólo se trata de introducir hábitos nuevos, sino que al hacerlo, no dejamos cabida para los hábitos nocivos anteriores. Ejemplo (habrá que ajustar según el caso concreto):

- Tomar agua caliente con limón en ayunas.
- Comer manzanas entre horas.
- Conseguir un descanso adecuado.
- Caminar cada día 45 minutos a paso ligero.

Como ves, desde el principio consideramos a la persona de manera global, no sólo lo que come, sino todos sus hábitos de vida. Si tú no estás tan intoxicado como Juan, al menos el día precedente y el posterior a la depuración, evita comer los alimentos que pertenecen a la siguiente lista roja:

LISTA ROJA DE ALIMENTOS
(Evitar al menos el día precedente y el posterior a la depuración)

- Carne y embutido
- Pescado y marisco
- Lácteos y derivados como yogur, queso, mantequilla, nata, helados, leche de vaca...
- Huevos
- Cereales refinados (pan, pasta, bollería, galletas)
- Cereales con gluten (trigo, espelta, centeno..., salvo que estén germinados)
- Refrescos
- Alcohol
- Zumos envasados
- Café
- Dulces

¿Qué puedes comer? Al menos el día precedente y el posterior a la depuración, elige comer los alimentos que pertenecen a la siguiente lista verde:

LISTA VERDE DE ALIMENTOS
(Tomarlos al menos el día precedente y el posterior a la depuración)

- Todo tipo de frutas (frescas, desecadas como dátiles, higos u orejones, frutas cocinadas, en compota, congeladas..., no en almíbar)
- Todo tipo de hortalizas (crudas o cocinadas)
- Todo tipo de verduras (crudas o cocinadas)
- Cereales sin gluten (mijo, quinoa, amaranto, teff, maíz, arroz integral...)
- Legumbres
- Germinados como los brotes de alfalfa o las lentejas germinadas, etc.
- Fermentados como miso, chucrut, kimchi...
- Leches vegetales como la de avena o la de almendras
- Infusiones de todo tipo
- Dulces crudiveganos

¿Cómo sería una comida tipo? ¡Depende de lo que te apetezca! Algunas ideas para desayunar, comer y cenar son:

PREPARACIÓN NUTRICIONAL TIPO PARA LA DEPURACIÓN	
DESAYUNO	• Infusión de té verde, manzanilla, hierbaluisa... • Compota de manzana • Gachas de avena
COMIDA	• Ensaladas de hortalizas • Verdura al vapor • Arroz integral o quínoa con verduras
CENA	• Sopas con algas y miso • Cremas de verduras • Ensaladas de legumbres • Guiso de legumbres (sin chorizo, ni morcilla)

Confecciona tu dieta diaria siguiendo el esquema que has aprendido en el apartado anterior, aplicando los conceptos del plato saludable de Harvard. Busca las recetas en el apartado «Recetario alfabético de recetas depurativas» al final de esta obra.

Si tu caso es el mismo que el de Juan (¿te acuerdas de él?), para ti esta preparación para la depuración es, en sí misma, tu propia depuración. No vayas más allá. Quédate aquí una buena temporada. Recuerda los mantras, menos es más. Cuando hayas integrado bien todos los aspectos de una alimentación saludable, entonces estarás preparado, física y emocionalmente, para dar un paso más. Todo llega, no anticipes acontecimientos y trata tu organismo con cariño.

Los alimentos muertos o desvitalizados son aquellos que han perdido en mayor o menor medida su estructura biológica vital. Esto puede deberse a muerte biológica, como en el caso de la carne o el pescado, o a la alteración artificial industrial. Estos mal llamados alimentos, más que darnos energía nos la quitan, produciendo un desgaste vital y balance desfavorable a la vida.

Estos alimentos son por regla general todas las carnes y pescados, que en realidad son seres vivos que han perdido la vida y por lo tanto su energía vital, quedando muertos, en proceso de descomposición. Si los comemos, no tomamos vida radiante, sino exactamente actividad biológica en degradación. Por eso en una carnicería el olor es cadavérico, ya que lo que hay allí son cadáveres. La utilidad nutritiva de estos alimentos animales para nuestro cuerpo dependerá de su procedencia, de su nivel de degradación biológica y de la cantidad que tomemos.

También son alimentos muertos o desvitalizados los alimentos refinados o que han sido sometidos a cualquier forma de desnaturalización, pues se les ha quitado o reducido la energía transformándolos en otra cosa, alterando su estructura química, despojándolos de elementos vitales fundamentales, mientras que se han añadido otros no vitales, como por ejemplo azúcar blanca refinada o grasas industriales hidrogenadas.

Igualmente podemos incluir aquí los alimentos sometidos a microondas, para calentarlos o cocinarlos. Las microondas son ondas electromagnéticas emitidas a determinada frecuencia que rompen la cadena química vital o estructura del alimento en la que se alojan sus principios vitales y su energía. Con la ruptura de éstas se produce calor, de ahí que sirva para calentar el alimento, pero la destrucción de éste puede ser total dependiendo del tiempo de exposición. Después de una exposición completa de un alimento a las microondas, su forma química interna ha cambiado tanto que ha perdido su estructura original.

Si la acción del calor o del fuego es excesiva, como por ejemplo el calentamiento de aceites para su refinación o para la fabricación de margarinas industriales, sometiendo a las grasas a temperaturas de hasta 200 °C, se descomponen las grasas y los aceites, creando productos más estables pero poco beneficiosos para la salud. Cuando el empleo del calor para cocinar alimentos es también excesivo, la temperatura elevada altera y degrada los alimentos que se cocinan. En general, estos alimentos muertos o desvitalizados son: la carne, el pescado, los refinados como el azúcar y la harina blanca, la leche y sus derivados como el queso, la nata y los helados, los alimentos preparados y pasteurizados, las bebidas carbonatadas de lata, el alcohol y el café.

Los alimentos muertos o desvitalizados producen putrefacciones al ser ingeridos por el ser humano. Una vez que entran dentro de su sistema digestivo, éste lo reconoce como una agresión, razón por la cual después de su ingesta se produce leucocitosis, que es una reacción inmunitaria defensiva. Es decir, que el cuerpo considera como agentes agresivos lo que nosotros consideramos alimentos, y después de su ingesta, produce reacciones inmunitarias defensivas denominadas leucocitosis o fagocitosis posprandial. La carne y el pescado no se comen inmediatamente después del sacrificio o de la captura, con lo cual sigue el proceso de descomposición, produciéndose una fuerte desnaturalización cuya consecuencia es una mayor putrefacción en el sistema digestivo. Estos alimentos que no se adaptan a nuestra condición biológica de evolución producen efectos degenerativos a medio plazo. Nos alimentan a corto plazo, aportando calorías, proteínas y grasas necesarias para nuestro mantenimiento, pero a la larga, estos alimentos tienen un coste muy elevado, pues son difíciles de digerir y metabolizar, generando mucha toxemia, por eso, después debilitan, desvitalizan y degradan nuestro cuerpo y nuestros tejidos, congestionando y saturando los órganos vitales y el medio interno.

Estos hechos fueron demostrados por el biólogo premio Nobel y descubridor de la fagocitosis, el doctor Elías Metschnikoff, colaborador de Pasteur. Los bacilos tóxicos y putrefacciones invaden el intestino, donde se desarrollan aún más rápidamente. Aunque nuestro organismo tiene defensas contra la putrefacción, si la alimentación es putrefactiva predominantemente, las defensas se van debilitando y el intestino se va intoxicando y alterando. Finalmente, las toxinas pasan al torrente sanguíneo y se distribuyen por todo el organismo, produciendo padecimientos graves como cáncer y enfermedades de tipo inflamatorio o de tipo autoinmune. Como la enfermedad tarda en llegar, es difícil relacionarla con la alimentación. Aunque toda persona puede darse cuenta de que tras ingerir alimentos densos inadecuados el cuerpo reacciona con síntomas claros: trastornos digestivos, pesadez, digestión lenta, acidez, debilidad y ansiedad.

Depuración para flexivegetarianos

Depuración ayurveda

La depuración ayurvédica es suave, efectiva, sencilla, económica, práctica y fácil de integrar en la vida diaria. Es agradable en cualquier estación del año, tanto fría como caliente. Además, es apta para todo tipo de personas y constituciones, con independencia de si han realizado antes una depuración o no. No se pasa hambre, los efectos secundarios propios de la depuración son mínimos y produce resultados inmediatos. Es una práctica asequible que debería incorporarse en la rutina de todo aquel que desee mantener su organismo joven y vital.

Ayurveda en sánscrito significa «la ciencia de la vida». Hace referencia al sistema de medicina tradicional holística que se practica en India y Sri Lanka. Ayuda a mejorar la salud física, mental, emocional y espiritual, y su objetivo es integrar al individuo en su entorno, restableciendo el equilibrio de la mente, el cuerpo y el alma. A través del enfoque ayurvédico, podemos estar en equilibrio incluso en los momentos de mayor estrés y preocupación, generando armonía, previniendo enfermedades y acelerando los procesos curativos.

La filosofía ayurveda descansa sobre la creencia de que estamos compuestos de tres energías vitales, las llamadas *doshas,* que han de estar en equilibrio. El ayurveda determina un tratamiento individualizado para cada persona según su constitución. Sin embargo, existen reglas generales que equilibran las tres *doshas (vata, pita* y *kafa)*, y que todos podemos aplicar en casa, en aras de depurar nuestro organismo y restablecer nuestra energía vital.

Según el ayurveda, el desequilibrio se produce cuando actuamos en contra de nuestra naturaleza durante un período de tiempo prolongado, a través de un mal uso de la mente y el cuerpo: Comiendo de manera inadecuada, abusando del alcohol, actuando de manera egoísta, teniendo malas amistades o sufriendo estrés y emociones negativas. También nos desequilibra la sobreestimulación de los órganos sensoriales a través de sonidos altos y penetrantes, inhalar sustancias tóxicas o vivir en un ambiente poco higiénico.

Cuando nuestras energías vitales están desequilibradas durante mucho tiempo, el ayurveda nos cuenta que se provoca la acumulación de *ama*. El *ama* es un residuo digestivo de sustancias químicas tóxicas que se produce por seguir una alimentación y un estilo de vida insanos, con la ingestión de muchos tóxicos que no se eliminan de manera eficiente. Hay que depurar el organismo para reducir y eliminar el *ama*, porque si se acumula en exceso, tapona los canales del organismo y se infiltra en los tejidos del cuerpo provocando una enfermedad.

La presencia de *ama* en el cuerpo se percibe como fatiga o sensación de pesadez. Puede provocar estreñimiento, gases, mal aliento, nube mental... La forma más fácil de detectarla es comprobar si la lengua muestra un espeso recubrimiento. El tratamiento que propone el ayurveda es realizar una depuración para liberar el cuerpo de *ama* y restablecer su equilibrio.

Hay que reequilibrar cuerpo, mente y espíritu periódicamente. Esto se hace desbloqueando el flujo de energía a través de los conductos del cuerpo y reactivando el fuego digestivo o *agni*. En el ayurveda, una buena digestión es la base de una buena salud. Si el *agni* se desequilibra, se produce *ama*.

La vida es cíclica. Hay rutinas de carácter diario, otras anuales, pero nuestras vidas siguen ciclos, por eso, para mantener la salud a todos los niveles, es recomendable hacer depuraciones periódicas.

El ayurveda recomienda una terapia de limpieza al final de cada estación, con la finalidad de eliminar los excesos de *ama* acumulados durante la temporada anterior. Esta terapia de rejuvenecimiento es también buena tras una larga enfermedad, una época de estrés o una medicación con antibióticos. En invierno, se acumulan residuos bajo la piel que bloquean los canales de energía del cuerpo, lo que puede originar una patología. La depuración al inicio de la primavera ayuda a fortalecer el sistema inmune, aumentar la vitalidad, la fuerza de voluntad, mejorar la memoria y la calidad de la piel. En la primavera, el ayurveda invita especialmente a consumir sabores picantes (pimienta, chile, canela, comino, jengibre, mostaza, nuez moscada, perejil y rábano); amargos (coles de Bruselas, espinacas, cúrcuma, kale), y astringentes (manzana, pera, apio, brócoli, coliflor, judías, hinojo).

Desde el ayurveda, se recomienda una alimentación diferente para cada *dosha,* pero lo principal es que se base en tomar alimentos frescos y sin procesar, en un estado de calma y relajación, y dejando transcurrir un mínimo de 3 horas entre cada comida principal. La fruta se recomienda sola y por la mañana. También se recomienda no mezclar alimentos crudos y cocinados en la misma comida. En cada comida, no ingerir más de lo que se puede coger dos veces en el cuenco de las manos. Comer en exceso causa *ama.*

Los alimentos *sáttvicos* ayudan a mantener la salud física y la sensación de bienestar, por lo que la depuración se basará en su consumo: fruta fresca y seca, verdura y ensaladas frescas, lentejas y arroz integral.

Seguiremos una dieta *sáttvica* entre 5 y 10 días, comiendo sólo lo que necesitemos, sin pasar hambre ni excedernos.

Beberemos agua templada e infusiones durante todo el día, siempre fuera de las comidas.

Los alimentos *rajásicos* deben reducirse al mínimo. Han de evitarse pasados los 45 años, pues aportan toxinas y acumulan *ama:* azúcar, carne, queso y dulces.

Evitar los alimentos *tamásicos,* porque perjudican la salud a todos los niveles, tanto física como espiritual: enlatados, procesados, precocinados, patatas fritas, hamburguesas…, ya que lo que se come afecta al estado de ánimo.

Plan depurativo ayurvédico para una semana.
«Horario» de actividades y comidas

Mañana

- Despertar idealmente antes del amanecer.
- Beber un vaso de agua templada con 2 cucharadas de zumo de limón fresco.
- Ir al baño a evacuar vejiga e intestinos.
- Lavar los dientes, lavar la lengua con el *rascalenguas* y hacer *oil pulling (véase* «Tratamientos que contribuyen a la depuración»).
- Aspirar 2 gotas de aceite de sésamo por cada fosa nasal para promover el olfato.
- Realizarse un automasaje, bien en seco, bien con aceite caliente a la temperatura corporal *(véase* «Tratamientos que contribuyen a la depuración»).
- Con el aceite en el cuerpo, practicar yoga o sentarse a meditar, permitiendo que el aceite se absorba por la piel.
- Tomar una ducha o un baño bien caliente.
- Vestirse con ropa limpia, cómoda y confortable.
- Desayunar 1-2 vasos de batido verde *(véase* «Recetario alfabético de recetas depurativas») antes de las 8 h.
- Pasear por un lugar arbolado, donde el aire esté limpio, ayudando así a la digestión.

Medio día

- Tomar 1-2 vasos de batido verde *(véase* «Recetario alfabético de recetas depurativas») a las 10.30 h.
- Realizar alguna actividad creativa como pintar mandalas en piedras.
- A las 12 h, tomar 1/3 de cucharadita de trikatu *(véase* «Tratamientos que contribuyen a la depuración»).
- A las 13 h, tomar un buen cuenco de *kitcheree (véase* «Recetario alfabético de recetas depurativas»), evitando beber con la comida. Esta será la comida principal del día.

- Después de comer, tomar una infusión de jengibre y canela *(véase «Recetario alfabético de recetas depurativas»)*.

Tarde
- Descansar el resto de la tarde, bien recostado leyendo un buen libro o dando un tranquilo paseo.
- A las 16 h, tomar una infusión de canela y jengibre.
- Antes de la cena, practicar yoga o sentarse a meditar de nuevo.
- A las 18 h, tomar 1/3 de cucharadita de trikatu *(véase «Tratamientos que contribuyen a la depuración»)*.
- Cenar un pequeño cuenco de *kitcheree (véase «Recetario alfabético de recetas depurativas»)* evitando beber a la vez, y no más tarde de las 19 h.
- Tomar 1-2 cápsulas de triphala con una infusión caliente de jengibre y canela, antes de ir a la cama *(véanse «Tratamientos que contribuyen a la depuración» y «Recetario alfabético de recetas depurativas»)*.
- Ir a dormir antes de las 22 h para lograr un descanso óptimo.

Hoy en día tendemos a masticar y ensalivar muy poco nuestros alimentos, así que las enzimas que están presentes en la saliva no tienen la oportunidad de comenzar el proceso digestivo del almidón de los alimentos. Éstos pasan sin digerir a través del tracto digestivo, por lo que no están preparados para su correcta asimilación.

Según Ann Wigmore, deberíamos comer sólo cuando tenemos hambre, no en intervalos regulares cada día y nunca cuando estemos estresados o enfadados. Cuando estudié naturopatía, mis profesores me enseñaron la regla del 8, ideal para fomentar la depuración diaria y el bienestar en personas sanas. La regla del 8 consiste en dividir las 24 horas del día en 3 períodos de 8 horas, comenzando el primer ciclo desde la hora a la que te levantas por la mañana.

Así, si te levantas a las 8 de la mañana, el primer período engloba las 8 horas que van desde las 8 de la mañana a las 4 de la tarde (de 8 a 16 horas). Durante este espacio de tiempo, tiene lugar el *rompeayuno,* momento en el que se ingiere de nuevo alimento tras el descanso digestivo y metabólico de la noche. Es el momento de hidratarte bien a través de bebidas ligeras y nutritivas, es decir, de llevar un esquema depurativo similar al que aquí se propone. De este modo, potenciarás aún más el efecto de la purificación e irás preparándote para el siguiente ciclo de 8 horas.

Además, si durante el primer período de 8 horas es cuando sales de casa y vas a trabajar o a realizar diferentes gestiones, resulta muy práctico llevarte un termo de acero inoxidable o un frasco de cristal con tu batido verde preparado.

El siguiente período alcanza desde las 4 de la tarde a las 12 de la noche (de 16 a 24 horas). Incluye tu plan de comidas diario, la transición a la noche y lo que tomarás antes de que acabe el día. No se trata de dejar de masticar y seguir con la alimentación batida, sino que ahora es el momento en que puedes tomar el *kitcheree*, lo más temprano posible. No pasa nada si son las 14 h y no las 16 h, somos flexibles.

Si para ti es muy importante almorzar a las 14 h, puedes acortar un poco el período de tiempo que transcurre desde que te levantas hasta la hora de comer; o levantarte a las 6 o las 7 de la mañana. Para conseguir una depuración intensa, conviene que respetes al máximo la primera de las tres fases.

Puedes adaptar los horarios a ti y hacer tres ciclos: de 6 a 2, de 2 a 10, y de 10 a 6 (6-14 h, 14-22 h, 22-6 h), o bien de 7 a 3, de 3 a 11 y de 11 a 7 (7-15 h, 15-23 h, 23-7 h). Lo importante no es tanto la hora de inicio como la duración de cada período.

El espacio de tiempo que queda entre las 12 de la noche y las 8 de la mañana (de 24 a 8 horas), es el último de los 3 ciclos de 8 horas que propone la regla del 8. En estas 8 horas tienen lugar todas las funciones de reparación y reestructuración de tejidos y es el momento de la verdadera depuración del organismo. Por eso durante este período acuerda estar en la cama y dormir. No se deberá ingerir nada sólido ni líquido, salvo agua o algún líquido vitalizado.

Los primeros días puedes sentir hambre y un ligero mareo. Son efectos normales de la depuración con los que habrás de convivir. Son positivos porque indican que tu cuerpo tiene capacidad de respuesta y está organizándose para movilizar los residuos que se encuentran en sus tejidos. También puedes notar que tienes mal aliento, que la lengua aparece sucia con una ligera capa blanca por encima, dolor de cabeza y granitos. Sentir debilidad en las piernas, náuseas y diarrea también es normal.

Salvo que estos efectos sean muy incómodos, mi recomendación es que confíes y sigas adelante. Parto de la idea de que eres una persona sana y que tu estado físico es bueno. Si no es tu caso, conviene que consultes con un profesional de la medicina natural que pueda guiarte y acompañarte durante el proceso, para adaptarlo a ti según tu caso concreto. La medicina natural individualiza la terapia para cada persona y aquí se ofrecen directrices generales que sólo son adecuadas para personas sanas o que no presenten un grado de toxicidad orgánica muy elevado.

Todos conocemos personas que comen mucho, pero que, sin embargo, se encuentran desnutridos. Su sistema digestivo está fatigado y no pueden beneficiarse de los nutrientes de los alimentos que ingieren. La depuración ayurvédica ayuda al organismo a recuperarse de años de haber abusado de alimentos dañinos, porque los alimentos batidos y los que están suavemente cocinados son más fáciles de digerir y de metabolizar.

A medida que transcurran los días, irás notando una sensación de hidratación en la boca, y desaparecerá el estado pastoso o sediento del principio. Notarás que cada vez estás más despierto mentalmente y que necesitas dormir menos. Éste es el estado natural que presenta un organismo depurado. El efecto más significativo de que el proceso funciona es que estarás alegre y de un humor buenísimo. La vida te resultará fácil y te sentirás pleno.

¿Cuántos días seguir la depuración ayurvédica? Desde un fin de semana hasta 7 días, según tu caso personal.

Hay personas que experimentan estreñimiento los primeros días, y esto se debe a que sus intestinos se han vuelto perezosos por haber llevado una alimentación predominantemente desprovista de fibra durante años. Sus intestinos han acabado moviéndose por estar sobrecargados y no debido a los movimientos peristálticos. El cambio a una alimentación rica en fibra y en agua puede requerir un proceso gradual de acostumbramiento. En este caso, sugiero dejar una ciruela seca en remojo durante la noche, así como una cucharada sopera de semillas de lino también en remojo, en un vaso de agua. A la mañana siguiente, cuela el lino, tómate la ciruela y bébete ambos líquidos. Si aun así no es suficiente, toma un par de kiwis en ayunas cada día.

Una vez se vaya normalizando el ritmo intestinal ve disminuyendo poco a poco la cantidad de kiwi, agua de lino y ciruela, hasta que llegues a la cantidad adecuada para ti.

«Si estás sano, batir tu comida te ayudará a permanecer así».

ANN WIGMORE

Depuración crudivegana

Consideramos como medianamente intoxicada a una persona, a la que llamaremos Juana, que no llega al extremo de Juan, pero en cuyo día a día aún se mantienen hábitos de vida poco saludables. Por ejemplo:

- Comer chocolate y dulces
- Ser multitarea
- No realizar ejercicio físico de manera regular
- Sobrecargarse con obligaciones para complacer a todos
- Descansar de manera insuficiente

En este caso, la depuración será más intensa, pero no someteremos a esta persona a un ayuno depurativo para evitar una autointoxicación endógena.

Según el grado, la persona podrá realizar una dieta depurativa de 1 a 7 días siguiendo esta guía, que incluye la ingesta de alimentos crudos y veganos, como batidos verdes y sopa energética, inspirada en el sistema depurativo de Ann Wigmore.

Ann Wigmore afirma en su libro *The blending book,* «Si estás enfermo, batir tu comida libera a tu cuerpo del esfuerzo extra que necesita para hacer la digestión, por lo que esta energía puede utilizarse para sanar».

Si aplicar la regla del 8 trae beneficios para personas sanas, imagínate lo que ayudará a personas con achaques. Victoria Boutenko, en su libro *Smoothie, la revolución verde,* incluye el testimonio real de Clent Manich, que adelgazó 75 kilos en sólo 1 año, pasando de pesar 181 a 77 kilos, incorporando en su día a día una alimentación depurativa centrada en los batidos verdes.

La magia de la alimentación batida en general consiste en que no se pasa hambre. El hambre se sacia cuando las células de nuestro organismo reciben los nutrientes que necesitan. Cuando comemos alimentos refinados o ricos en elementos que impiden la asimilación de éstos, nuestras células siguen hambrientas de nutrientes, y por eso sentimos ansiedad por comer y comer. Lo que ocurre es que recurrimos a alimentos desvitalizados que no consiguen aportarles lo que necesitan, y a los que normalmente somos adictos, como el azúcar o los fritos. Por eso, cuando bebemos tantos nutrientes en su estado puro, es decir, crudos, y además lo hacemos sobre el vehículo de la hidratación de los líquidos vitalizados en los que se preparan, las células sacian su necesidad de nutrientes y desaparece el hambre. Es así de sencillo y de real. Y aunque los primeros días puedas notar una sensación similar al hambre, no es más que la ligereza que se deriva de hacer digestiones sencillas y rápidas, ligereza a la que no estamos acostumbrados porque normalmente consumimos alimentos densos con escaso contenido en agua, pobres en enzimas digestivas y además mal combinados.

Las personas que necesiten recuperarse de algún trastorno digestivo, enfermedades como la anorexia o un postoperatorio, pueden beneficiarse también de este tipo de depuración, ya que los alimentos se ingieren de alguna manera ya predigeridos y, por tanto, su asimilación y metabolismo serán mucho más sencillos.

Batir los alimentos ayuda a asimilar al máximo sus nutrientes, que se hacen fácilmente absorbibles y digeribles con un mínimo esfuerzo metabólico. Éste es, sin duda, el mejor argumento a favor de los alimentos batidos. Como el cuerpo tiende hacia la homeostasis, una vez recuperado de sus problemas digestivos, comenzará él mismo, poco a poco, a producir sus propias enzimas digestivas y se podrán ingerir otros alimentos no batidos. Mientras esto ocurre, la depuración crudivegana es la respuesta a muchos problemas digestivos y de asimilación de nutrientes.

Todos los alimentos contienen aminoácidos, que son los componentes de las proteínas. En la alimentación líquida en forma de batidos podemos encontrar alimentos especialmente ricos en proteínas vegetales, como son las algas (por ejemplo, alga espirulina), las semillas (por ejemplo, semillas de chía o de lino), los fermentados (como chucrut o kimchi) y los germinados.

A continuación, puedes ver una tabla comparativa con la cantidad de omega 3 y omega 6 de origen vegetal de diferentes alimentos que incluimos en la alimentación depurativa líquida batida para personas medianamente intoxicadas.

El hierro se encuentra en las hojas verdes en general. Aunque el hierro procedente de fuentes vegetales, el denominado hierro no hemo, se asimila un 30 por 100 menos que el hierro hemo procedente de fuentes animales, en la depuración crudivegana utilizamos un truquito, que es consumir a la vez los alimentos ricos en hierro no hemo con los que son ricos en vitamina C, como las frutas en general, los germinados o las hierbas, como el perejil, de manera que se potencia su asimilación.

Además, algunos alimentos combinan cantidades ingentes de hierro no hemo junto con vitamina C, hablamos de los germinados, los brotes y los fermentados, que también utilizamos en este tipo de depuración basada en batidos.

ALGUNOS ALIMENTOS VEGETALES Y SU CANTIDAD EN OMEGA 3 Y OMEGA 6			
ALIMENTO	CANTIDAD	OMEGA 3	OMEGA 6
RÚCULA	2 g	3,4 mg	2,6 mg
AGUACATE	150 g	165 mg	2534 mg
APIO	110 g	-	86,9 mg
CILANTRO	4 g	-	1,6 mg
PEPINO	52 g	2,6 mg	14,6 mg
COL CRESPA (KALE)	67 g	121 mg	92,4 mg
PEREJIL	60 g	10,1 mg	69 mg
LECHUGA ROMANA	1 hoja/6 g	4,8 mg	2,8 mg
ESPINACAS	30 g	41,4 mg	7,8 mg

Fuente: Ann Wigmore Institute, Puerto Rico

Las algas como la espirulina, las semillas como el lino o la chía, son alimentos ricos en calcio de uso frecuente en la depuración crudivegana para personas medianamente intoxicadas. El ácido oxálico es un inhibidor de la absorción del calcio, por eso no debemos utilizar siempre en los batidos alimentos ricos en él, como las espinacas. No obstante, según reza Victoria Boutenko en su libro *Smoothie, la revolución verde,* «Por alguna razón, todo el mundo habla del ácido oxálico de la espinaca, pero desconoce el contenido de este ácido en muchos otros alimentos de consumo habitual, como cereales, legumbres y, especialmente, café y té. Si bien las espinacas poseen un alto contenido en calcio, que minimiza la pérdida de este mineral en el cuerpo, el café no tiene nada».

No es la intención de esta obra convertirse en un tratado de nutrición, sin embargo, sí lo es la idea de tranquilizar al lector para que sepa que la alimentación batida que se sigue durante la depuración crudivegana no es en absoluto una alimentación carente de nutrientes, sino todo lo contrario.

Plan depurativo crudivegano para una semana.
«Horario» de actividades y comidas

Mañana
• Despertar idealmente antes del amanecer.
• Tomar una infusión de jengibre y canela.
• Ir al baño a evacuar vejiga e intestinos.
• A las 8, tomar el vaciado hepático (sólo el primer día, *véase* «Recetario alfabético de recetas depurativas»).
• Lavar los dientes, lavar la lengua con el *rascalenguas* y hacer *oil pulling (véase* «Tratamientos que contribuyen a la depuración»).
• Desayunar 1-2 vasos de batido verde *(véase* «Recetario alfabético de recetas depurativas»)
• Pasear por un lugar arbolado, donde el aire esté limpio, ayudando así a la digestión.

Medio día
• A media mañana, tomar 1-2 vasos de batido verde *(véase* «Recetario alfabético de recetas depurativas»).

  Si se tiene la sensación de que hace falta masticar, puede tomarse una manzana o bastoncitos de zanahoria.
• Realizar alguna actividad creativa como pintar mandalas en piedras.
• A la hora de comer, tomar 1-2 vasos de sopa energética *(véase* «Recetario alfabético de recetas depurativas»).
• Después de comer, tomar una infusión de jengibre y canela.

Tarde

- Descansar el resto de la tarde, bien recostado leyendo un buen libro o dando un tranquilo paseo.
- A las 16 h, tomar una infusión de canela y jengibre.
- Si se tiene hambre, se puede merendar una fruta.
- Antes de la cena, practicar yoga o sentarse a meditar de nuevo.
- Cenar 1-2 vasos de batido verde llamado «sopa energética» *(véase* «Recetario alfabético de recetas depurativas »), no más tarde de las 20 h.

  Si se tiene mucha hambre, puede sustituirse la sopa energética por crema de verduras Morenini Style *(véase* «Recetario alfabético de recetas depurativas»).
- Tomar 1-2 cápsulas de triphala con una infusión caliente de jengibre y canela, antes de ir a la cama (véase «Tratamientos que contribuyen a la depuración»).
- Antes de dormir, tomar el vaciado hepático (sólo el último día, *véase* «Recetario alfabético de recetas depurativas»).
- Ir a dormir antes de las 22 h para lograr un descanso óptimo.

Monodietas alcalinas

Una manera de depurar el organismo y las emociones consiste en seguir una monodieta alcalina durante varios días. Monodieta significa ingerir un solo alimento cada día, en la cantidad que desees, pero sólo un alimento. De este modo, el organismo hace una digestión muy sencilla que permite realizar su labor de limpieza y depuración. Esto le dota de un enorme bienestar físico y emocional.

Mi sugerencia es que sigas una de las siguientes monodietas alcalinas durante unos días en otoño y otros en primavera, coincidiendo con las épocas del año que corresponden al cambio más intenso entre estaciones del año.

- **La cura de uvas** cuenta con una gran tradición en medicina naturista. Se recomienda especialmente para personas con problemas cardíacos, renales y digestivos. Ayuda a eliminar toxinas y residuos derivados del metabolismo de los alimentos que se ingieren, descongestionando los órganos implicados en el proceso de la digestión, en especial el hígado. Por ello beneficia especialmente a las personas que siguen una dieta basada en productos animales y colesterol, a quienes presentan cualquier padecimiento hepático y a quienes tienen tendencia al estreñimiento.

Un adulto puede ingerir de 2 a 4 kilos diarios de uvas, tomadas en intervalos de 2 horas. Es conveniente cepillarse bien los dientes después de cada ingesta, debido al alto contenido en azúcar de la uva. Para ello recomiendo usar algún dentífrico de cosmética natural no químico o, mejor aún, un cepillo de iones que no necesita pasta de dientes. También puedes lavarte los dientes con aceite de coco y nada más. Ya hemos estudiado las propiedades antivíricas y antibacterianas de dicho aceite.

Esta cura debe realizarse en períodos mínimos de 3 días, y se puede seguir hasta un máximo de 6 semanas, en este caso bajo supervisión de un experto.

- **La cura de cerezas** es el equivalente primaveral a la anterior monodieta, la cura de uvas de otoño. Una cura de cerezas es una de las mejores limpiezas que se le pueden hacer a nuestro organismo de cara al verano. Las cerezas son ricas en compuestos fenólicos, potentes antioxidantes que evitan la acumulación de grasa en las arterias y evitan el infarto. Ayudan a estabilizar el ritmo cardíaco, combaten la hipertensión, fluidifican la sangre y por tanto mejoran cualquier trastorno circulatorio.

Presentan un marcado efecto diurético que previene la formación de cálculos renales y elimina el ácido úrico. Muchos gotosos aseguran que, cuando notan los primeros síntomas de un ataque, 30 cerezas en ayunas bastan para evitarlo.

Por su gran poder estimulante del tracto intestinal, las cerezas limpian todo el paso digestivo. Su efecto limpiador y depurativo se refuerza con la cantidad de fibra que posee este fruto, por lo que es un laxante natural muy efectivo. Son ricas en micronutrientes, especialmente en vitaminas antioxidantes A y C, y minerales como hierro y calcio. Por ello, la cereza combate la anemia y fortalece la estructura ósea. Además es un potente antiinflamatorio. Es excelente para la piel, mejorando la elasticidad y reduciendo el exceso de sebo. Resulta muy útil en casos de acné.

Se tomarán las cerezas unas 4 ó 5 veces al día, sin beber agua después. Y no se superarán los 3 ó 4 días de ayuno con esta monodieta.

Ayuno intermitente

Consiste en realizar sólo dos comidas al día. Éstas pueden ser desayuno y comida, comida y cena o desayuno y cena. Y lo ideal es que lo hagas al menos 2 ó 3 veces a la semana, por norma.

Por ejemplo, levantarte y no ingerir nada hasta la hora de la comida. Luego cenar como habitualmente. Este ayuno me encanta porque en realidad es más largo de lo que parece. ¡Desde la cena del día anterior hasta la comida del día en curso transcurren más de 15 horas! Si lo ves muy duro, puedes desayunar una pieza de fruta o, mejor aún, beber un gran vaso de zumo de verduras y frutas como los que te sugiero en esta obra. Consulta el apartado de recetas.

Si tus células están sucias y no las depuras acabarás padeciendo cualquiera de las muchas enfermedades actuales relacionadas con un estilo de vida de excesos. Por ejemplo, alergias, depresión, artritis, fibromialgia, problemas de tiroides, estreñimiento, obesidad, candidiasis, cáncer, demencia o alzhéimer.

¿Conoces a alguien que se pase el día comiendo y picoteando alimentos desvitalizados como pan blanco, patatas fritas, cacahuetes fritos y salados o dulces industriales? ¿Sí? Pues ya tienes al candidato número uno a entrar en un letargo y posterior enfermedad.

Si no puedes pasar sin un desayuno contundente, puedes prescindir de la cena. Como mucho cenar una fruta, idealmente papaya, porque es rica en enzimas digestivas y podrás digerirla bien antes de dormir, evitando que quede a medio digerir en tu intestino y te levantes al día siguiente con el abdomen hinchado por los gases derivados de su fermentación.

Otra idea, sobre todo si quieres evitar comer fuera de casa, es tomar un desayuno completo y no comer hasta la hora de la cena, picando a medio día algo de fruta.

Durante cualquiera de las depuraciones que se proponen
en esta obra, si cenas pronto, por ejemplo, hacia las 20 h
y desayunas tarde, por ejemplo hacia las 10 h,
también realizas un ayuno intermitente cada día, durante
la tarde-noche-amanecer, de 13 horas.

Si sientes hambre significa que se ha activado el proceso de autofagia, así que ¡bien! Aprende a apreciar esta sensación, y si no puedes con ella, toma una infusión, come algo de fruta o bebe un zumo de verduras y frutas de los que te propongo más adelante.

Si practicas con regularidad este ayuno fácil para principiantes, comenzarás a ir al baño también con regularidad, y poco a poco equilibrarás tu peso, los niveles de colesterol, ácido úrico, glucosa, etc. Te sentirás más ligero y activo porque la autofagia contribuye a la depuración y, por tanto, al aumento de la vitalidad.

Cuando sientes hambre, se activa la autofagia, las células
se llenan de energía y te sientes más sano y motivado a la acción
y a tu propio desarrollo. El hambre es positiva, ¿hay algo mejor
que comer cuando de verdad se tiene hambre?

«Quien todo lo quiere, todo lo pierde».

Refrán

Ayuno según el método Buchinger

La propuesta consiste es consumir sólo zumos de verduras y frutas durante 1, 2, 3 o hasta 7 días.

Consideramos como medianamente depurada a cualquier persona que en su día a día mantiene hábitos de vida saludables y no se excede nunca de un 20 por 100 de hábitos nocivos. En este caso, la depuración será más intensa, según el grado, la persona podrá realizar un ayuno depurativo de 1 a 7 días siguiendo esta guía depurativa, inspirada en el método del doctor Buchinger. Si se desea ampliar el período de ayuno más allá de los 7 días indicados, deberá hacerse bajo supervisión de un experto y en un centro especializado (no en la propia casa).

El doctor Buchinger se sanó de una artritis reumatoide una vez ya desahuciado por la medicina oficial. ¿Que cómo lo hizo? Ayunando 19 días según su propio método. Más tarde fundó la conocida Clínica Buchinger, actualmente con sede en Alemania y en España (Marbella).

El doctor Gabriel Cousens, doctorado en Medicina y Psiquiatría en la Universidad de Columbia, homeópata, acupuntor, fundador y director del centro de salud natural Tree of Life y considerado uno de los principales expertos médicos de nutrición y alimentación viva en el mundo, sostiene que para la mayoría de la gente, un ayuno corto, de 1 a 3 días, resultará beneficioso para la salud. Cuando se ayuna, el cuerpo no produce enzimas digestivas, así que la energía enzimática se deriva hacia procesar las células antiguas, a la eliminación de depósitos grasos, proteínas incompletas y otros materiales tóxicos presentes en el sistema.

La dietética oficial aconseja realizar un mínimo de tres comidas al día para que se ingiera un número determinado de nutrientes con el fin de evitar la inanición. La inanición consiste en una grave reducción en los nutrientes, vitaminas e ingesta de energía, y es consecuencia de la prolongada, y no de la puntual, insuficiencia de alimentos. Sin embargo...

> Un flujo tan constante de nutrientes inhibe la activación de la autofagia, que es un proceso reparativo del organismo que consiste en el autoconsumo de células muertas, con el fin de recobrar la salud y el equilibrio orgánico u homeostasis.

Con la autofagia se sintetizan o hacen propias nuevas proteínas a partir de proteínas defectuosas denominadas proteínas de escoria. Y este proceso de retirar las proteínas dañadas y usarlas como combustible para crear nuevas proteínas, tremendamente ingenioso, contribuye a la depuración y a recobrar energía.

La terapia del ayuno es saludable desde el punto de vista físico y psíquico. Cuando ayunas dejas descansar a tu organismo porque le das un respiro a tus intestinos. En tu cuerpo hay reservas de sobra para ayunar unos días sin que tengas carencias.

Muchos animales ayunan de forma natural cuando están enfermos, para sobrevivir o simplemente por estar ocupados en perpetuar la especie y no poder dedicar tiempo a la búsqueda de comida.

Algunos animales hibernan para poder sobrevivir en las épocas en que los duros inviernos hacen que sea imposible conseguir alimento. Por ejemplo el lirón, la hembra de oso polar o el pingüino emperador. De igual forma, cuando hace excesivo calor, otros animales se retiran y disminuyen sus funciones vitales. Como muestra, los peces de agua dulce, que se entierran en el barro cuando se secan los ríos.

La foca macho de Alaska ayuna durante los tres meses que dura su período de reproducción, durante el cual fertiliza alrededor de cien hembras y pierde un tercio de su peso. El salmón al remontar los ríos y la hormiga reina también ayunan durante el período de reproducción. Igualmente ayunan los renacuajos al convertirse en ranas, los gusanos de seda al convertirse en mariposa, las abejas, los escorpiones, las arañas, algunas tortugas, los camellos cuando se adentran en el desierto, la cabra montesa, el gamo y el ciervo...

Todas las religiones hablan del ayuno. Es un método por el cual puede alcanzarse un determinado nivel de purificación espiritual, además de físico. Grandes maestros religiosos ayunaron antes de predicar a sus gentes. Éste es el caso de Moisés, Jesús, Buda y Mahoma. Los judíos ayunan 5 días al año; los musulmanes dejan de comer y beber durante las horas del día en el mes del Ramadán; los hinduistas ayunan muy a menudo; los cristianos hacen un semiayuno dejando de comer carne determinados días durante la Cuaresma.

Puedes ayunar porque tu cuerpo tiene reservas suficientes. Así tus células pueden continuar nutriéndose mientras tus reservas de grasa, minerales, vitaminas y azúcar no estén agotadas.

La dietética oficial no ha prestado atención a las ventajas de no comer. Ha puesto el énfasis en la importancia de ingerir calorías y nutrientes, haciendo hincapié en el consumo de carne, leche y derivados lácteos. Si haces esto, acumularás mucha basura en tu organismo, porque los alimentos animales son ricos en grasa y pobres en fibra, por tanto, sus nutrientes son difíciles de digerir o metabolizar separados de sus desechos y eliminar éstos. Es decir, que comer tres veces al día todos los días en realidad constituye un exceso, especialmente dañino si se basa la dieta en derivados animales.

Durante el ayuno se desprende la suciedad de las células de tu organismo y se deposita en los órganos encargados de expulsarla y en las zonas del cuerpo que están en contacto con el exterior: piel, lengua, riñones..., así expulsas dicha suciedad mediante el sudor, la saliva, la mucosidad, la orina y las heces.

Este proceso se acompaña de algunos efectos secundarios como mal aliento, mareos, fatiga, granitos..., pero también la mente aumenta su brillantez, te sientes más lúcido y ágil, así como también ganas en autoconfianza y seguridad en ti mismo. Te sientes muy satisfecho por conseguir seguir adelante día a día.

Aunque parezca increíble, durante el ayuno desaparece el hambre, manifestándose la sensación de hambre sólo durante los primeros días. El ayuno es adecuado para que las personas muy obesas adelgacen, pero también es útil para que las personas excesivamente delgadas aumenten de peso. La persona delgada se cura de su nerviosismo y de cualquier afección del aparato digestivo que le impida asimilar correctamente el alimento que ingiere.

Puedes aprovechar el esfuerzo y enviar con ello energía sanadora al otro lado del planeta, a la parte menos favorecida, y aliviar a otras personas que en este momento estén sufriendo quizá por una guerra, por una catástrofe, por la falta de alimento, por su soledad, por la situación económica o social que atraviese su país... Esta motivación será tu compromiso para la acción.

Prueba con un ayuno de entre 3 y 5 días, durante la primavera o el otoño, épocas ideales para ayunar porque el cuerpo se adapta a una estación del año muy diferente. Bebe agua pura y toma un zumo de verduras y frutas en desayuno, comida y cena. Si te sientes algo mareado o débil no te preocupes. Es normal. Puedes elegir un día de poca actividad, para no sentir que tus fuerzas flaquean, como las vacaciones o un día en que estés muy ocupado, para así no acordarte de que no has comido... Tú eres quien mejor sabe cuál es el momento más apropiado para ti. Las mejores fechas para ayunar son los cambios lunares y los de estación, especialmente el paso a la primavera y al otoño.

Es importante que el día antes del ayuno comas fruta fresca a medio día y cenes una ensalada cruda o algo ligero, o que estés el día entero consumiendo sólo ensaladas de vegetales de hoja verde y fruta. Y si no cenas, mejor.

Cuando acabes el ayuno, empieza el día con una fruta y cómela despacio. A la hora de comer, toma alguna crema verduras que lleve un picadillo de verduras crudas por encima, una compota de manzana o un batido verde como los que propongo en el apartado correspondiente de esta obra, siempre algo suave. Y cena una ensalada. El siguiente día ya estarás en condiciones de seguir tu vida normal, mucho más renovado y entusiasta.

Plan depurativo para una semana. «Horario» de actividades y comidas

Día previo al ayuno (día 1)
• Comer sólo fruta fresca. Si se tiene mucha hambre se puede cenar arroz integral con tomate triturado.

Día de las sales (día 2)
• Tomar en ayunas 1 cucharada de sales de Epson (sulfato de magnesio) en un vaso de agua o de zumo de arándanos (para disimular el sabor). Esa mañana no salir a ningún sitio porque se irá al baño a menudo. La finalidad de esta toma es vaciar el intestino para que sea más sencillo comenzar el ayuno, sin sensación de hambre.
• Comer un cuenco de sopa o un vaso de zumo depurativo.

La sopa puede ser como una crema de verduras Morenini Style pero más ligera, que se pueda beber.

El zumo depurativo como se indica en el capítulo «Recetario alfabético de recetas depurativas».
• Después de comer, acostarse 15-45 minutos. Durante este tiempo, poner un paño mojado en agua muy caliente y bien escurrido sobre el hígado (reborde costal derecho), encima una bolsa de agua caliente, y envolverse con una manta. Taparse y tratar de descansar.
• Merendar una infusión o té verde con limón.
• Cenar un cuenco de sopa o un vaso de zumo depurativo.

Días de ayuno (días 3, 4 y 5)

- Tomar en ayunas una infusión o té verde con 1 cucharada de miel o melaza.
- Comer un cuenco de sopa o un vaso de zumo depurativo.

    La sopa puede ser como una crema de verduras Morenini Style pero más ligera, que se pueda beber.

    El zumo depurativo como se indica en el capítulo «Recetario alfabético de recetas depurativas».

- Después de comer acostarse 15-45 minutos. Durante este tiempo, poner un paño mojado en agua muy caliente y bien escurrido sobre el hígado (reborde costal derecho), encima una bolsa de agua caliente, y envolverse con una manta. Taparse y tratar de descansar.
- Merendar una infusión o té verde con limón.
- Cenar un cuenco de sopa o un vaso de zumo depurativo.

Día de rompeayuno (día 6)

- Tomar en ayunas una infusión o té verde con 1 cucharada de miel.
- Comer un cuenco de compota de manzana calentita.
- Después de comer acostarse 15-45 minutos. Durante este tiempo, poner un paño mojado en agua muy caliente y bien escurrido sobre el hígado (reborde costal derecho), encima una bolsa de agua caliente, y envolverse con una manta. Taparse y tratar de descansar.
- Merendar una manzana y una infusión o té verde con limón.
- Cenar una crema de verduras Morenini Style con trocitos de zanahoria y patata cocida.

Día de readaptación (día 7)

- Desayunar una ciruela seca remojada en agua, beber también el líquido, 1 pan tipo wasa y una infusión o té verde.
- A media mañana tomar un plato de fruta.
- Comer una ensalada vegetariana con chucrut (véase «Recetario alfabético de recetas depurativas») y manzana rayada.

- Merendar crudités con un paté vegetal *(véase* «Recetario alfabético de recetas depurativas»).
- Cenar verduras al vapor *(véase* «Recetario alfabético de recetas depurativas»).

Depuración por fases

	DEPURACIÓN AYURVÉDICA	DEPURACIÓN CRUDIVEGANA	MONODIETAS ALCALINAS	AYUNO SEGÚN EL MÉTODO BUCHINGER
DESAYUNO	Batido verde	Batido verde	Uvas (otoño) o cerezas (primavera)	Zumo verde (verano) o caldo depurativo (invierno)
MEDIA MAÑANA	Batido verde	Batido verde	Uvas (otoño) o cerezas (primavera)	Zumo verde (verano) o caldo depurativo (invierno)
COMIDA	*Kitcheree*	Batido verde llamado «sopa energética»	Uvas (otoño) o cerezas (primavera)	Zumo verde (verano) o caldo depurativo (invierno)
CENA	*Kitcheree*	Batido verde llamado «sopa energética» (sustituir por crema de verduras «Morenini Style» en invierno o si la depuración es demasiado intensa)	Uvas (otoño) o cerezas (primavera)	Zumo verde (verano) o caldo depurativo (invierno)

En el cuadro precedente te propongo algunas combinaciones entre las depuraciones que hemos visto, sugerencias depurativas que te ayudarán a hacer una sencilla depuración por fases. Hasta ahora hemos visto las siguientes depuraciones, que puedes realizar un fin de semana de 3 días (viernes, sábado y domingo) o incluso hasta durante 7 días.

Depuración mixta ayurvédica y crudivegana

Este tipo de depuración es ideal para un tipo específico de personas con las siguientes características:

- Para quienes les cuesta digerir los crudos.
- Para quienes suelen tener frío.
- Personas con tendencia a la diarrea.
- Personas convalecientes.
- Personas desnutridas.
- Personas muy delgadas que no quieren bajar de peso durante la depuración.
- Para quienes necesitan regular niveles de colesterol, hierro, ácido úrico o glucosa.

A continuación, vemos una comparativa entre la depuración ayurvédica, la crudivegana y la que proponemos en este apartado: la mixta.

	DEPURACIÓN AYURVÉDICA	DEPURACIÓN CRUDIVEGANA	DEPURACIÓN MIXTA AYURVÉDICA Y CRUDIVEGANA
AYUNAS		Vaciado hepático (sólo 1er día)	Vaciado hepático (sólo 1er día)
DESAYUNO	Batido verde	Batido verde	Batido verde
MEDIA MAÑANA	Batido verde	Batido verde	Batido verde
COMIDA	Kitcheree	Batido verde llamado «sopa energética»	Batido verde llamado «sopa energética»
CENA	Kitcheree	Batido verde llamado «sopa energética» o crema de verduras «Morenini Style»	Kitcheree
ANTES DE ACOSTARTE		Vaciado hepático (sólo último día)	Vaciado hepático (sólo último día)

Depuración en fases o escalera

Si te resulta muy difícil entrar en la depuración o mantener una depuración muy estricta durante varios días, puedes hacer una depuración en fases o en escalera, que dure hasta 9 días, como la siguiente. Puedes tomar para ti una semana entera más el fin de semana anterior y comer del modo que se indica a continuación:

DÍA 1	DÍA 2	DÍA 3	DÍA 4	DÍA 5
Día de preparación	Vaciado hepático Depuración ayurvédica	Depuración crudivegana	Monodieta alcalina	Ayuno según el método Buchinger

DÍA 6	DÍA 7	DÍA 8	DÍA 9
Monodieta alcalina	Depuración crudivegana	Depuración ayurvédica Vaciado hepático	Salida con día idéntico al de preparación

Depuración en fases en época cálida

	DÍA 1	DÍA 2	DÍA 3	DÍA 4
AYUNAS		Vaciado hepático		
DESAYUNO	Infusión de té verde, manzanilla, hierbaluisa...	Batido verde	Batido verde	Cerezas
MEDIA MAÑANA	Compota de manzana	Batido verde	Batido verde	Cerezas
COMIDA	Ensalada de hortalizas aliñada con aceite de oliva virgen extra	Kitcheree	Batido verde llamado «sopa energética»	Cerezas
CENA	Verdura al vapor	Kitcheree	Batido verde llamado «sopa energética»	Cerezas
ANTES DE ACOSTARTE				

Depuración en fases en época fría

	DÍA 1	DÍA 2	DÍA 3	DÍA 4
AYUNAS		Vaciado hepático		
DESAYUNO	Infusión de té verde, manzanilla, hierbaluisa...	Batido verde	Batido verde	Uvas
MEDIA MAÑANA	Compota de manzana	Batido verde	Batido verde	Uvas
COMIDA	Guiso de legumbres «sin chorizo»	Kitcheree	Batido verde llamado «sopa energética»	Uvas
CENA	Crema de verduras «Morenini Style»	Kitcheree	Crema de verduras «Morenini Style»	Uvas
ANTES DE ACOSTARTE				

DÍA 5	DÍA 6	DÍA 7	DÍA 8	DÍA 9
Zumo de apio, hinojo, pepino, limón y perejil	Cerezas	Batido verde	Batido verde	Infusión de té verde, manzanilla, hierbaluisa...
Zumo de apio, hinojo, pepino, limón y perejil	Cerezas	Batido verde	Batido verde	Compota de manzana
Zumo de apio, hinojo, pepino, limón y perejil	Cerezas	Batido verde llamado «sopa energética»	Kitcheree	Verdura al vapor
Zumo de apio, hinojo, pepino, limón y perejil	Cerezas	Batido verde llamado «sopa energética»	Kitcheree	Ensalada de legumbres
			Vaciado hepático	

DÍA 5	DÍA 6	DÍA 7	DÍA 8	DÍA 9
Caldo de apio, cebolla, perejil, jengibre y col blanca	Uvas	Batido verde	Batido verde	Sopa con algas y miso
Caldo de apio, cebolla, perejil, jengibre y col blanca	Uvas	Batido verde	Batido verde	Compota de manzana
Caldo de apio, cebolla, perejil, jengibre y col blanca	Uvas	Batido verde llamado «sopa energética»	Kitcheree	Verdura al vapor
Caldo de apio, cebolla, perejil, jengibre y col blanca	Uvas	Crema de verduras «Morenini Style»	Kitcheree	Ensalada de legumbres
			Vaciado hepático	

La depuración en fases en época fría se puede extender a 11 días introduciendo la depuración mixta.

DÍA 1	DÍA 2	DÍA 3	DÍA 4	DÍA 5	DÍA 6
Día de preparación	Vaciado hepático Depuración ayurvédica	Depuración mixta	Depuración crudivegana	Monodieta alcalina	Ayuno según el método Buchinger

Y quedaría de este modo:

	DÍA 1	DÍA 2	DÍA 3	DÍA 4	DÍA 5
AYUNAS		Vaciado hepático			
DESAYUNO	Infusión de té verde, manzanilla, hierbaluisa...	Batido verde	Batido verde	Batido verde	Uvas
MEDIA MAÑANA	Compota de manzana	Batido verde	Batido verde	Batido verde	Uvas
COMIDA	Guiso de legumbres «sin chorizo»	Kitcheree	Batido verde llamado «sopa energética»	Batido verde llamado «sopa energética»	Uvas
CENA	Crema de verduras «Morenini Style»	Kitcheree	Kitcheree	Crema de verduras «Morenini Style»	Uvas
ANTES DE ACOSTARTE					

DÍA 7	DÍA 8	DÍA 9	DÍA 10	DÍA 11
Monodieta alcalina	Depuración crudivegana	Depuración mixta	Depuración ayurvédica Vaciado hepático	Salida con día idéntico al de preparación

DÍA 6	DÍA 7	DÍA 8	DÍA 9	DÍA 10	DÍA 11
Caldo de apio, cebolla, perejil, jengibre y col blanca	Uvas	Batido verde	Batido verde	Batido verde	Sopa con algas y miso
Caldo de apio, cebolla, perejil, jengibre y col blanca	Uvas	Batido verde	Batido verde	Batido verde	Compota de manzana
Caldo de apio, cebolla, perejil, jengibre y col blanca	Uvas	Batido verde llamado «sopa energética»	Batido verde llamado «sopa energética»	Kitcheree	Verdura al vapor
Caldo de apio, cebolla, perejil, jengibre y col blanca	Uvas	Crema de verduras «Morenini Style»	Kitcheree	Kitcheree	Ensalada de legumbres
				Vaciado hepático	

Busca todas las recetas en el índice alfabético al final de esta obra.

Tratamientos que contribuyen a la depuración

Adicionales a todas las formas de depuración (opcionales y deseados):

- **Limpieza de colon.** Hidroterapia de colon diaria para depurar el sistema digestivo.

- **Sauna.** Sauna diaria para depurar por la piel. Beber agua en cantidad para depurar por los riñones.
- **Baño de pies.** Baño de pies en agua muy caliente con 4 cucharadas de sales de magnesio para favorecer la depuración eliminando metales pesados y contaminantes ambientales. Mantener los pies sumergidos durante 30 minutos.
- **Paseos.** Respirar aire puro del bosque o la montaña, para aliviar los pulmones.
- **Baños en el mar.** Baños en el mar, para recibir sus minerales alcalinos.
- **Rascalenguas.** Uno de los indicadores de *ama* en el cuerpo es una gruesa capa de fluido en la lengua. Con el raspador de lengua de plata o de acero inoxidable contribuimos a eliminar el *ama* y a depurar el organismo con cada lavado de dientes. Raspar con suavidad desde atrás hacia adelante, unas 10 veces, para eliminar las bacterias de la lengua y estimular el fuego gástrico y las enzimas digestivas.
- *Oil pulling.* El aceite de coco contiene ácido láurico, que ayuda a proteger contra infecciones y bacterias bucales de la forma más natural y ancestral, mejorando la salud de dientes y encías, previniendo el mal aliento, así como eliminando bacterias perjudiciales y sarro. Al pasar el aceite entre los dientes, éste se lleva las bacterias, que se «disuelven» en él. Como elimina las bacterias de la boca, evita que pasen al estómago o que estropeen el esmalte dental y lo manchen.
- **Masaje.** Puede realizarse un masaje en seco de unos 5 minutos utilizando un guante de seda salvaje (a la venta en www.agriculturavedicamaharishi.org). Este tipo de masaje estimula la circulación y el metabolismo y resulta especialmente útil en caso de sobrepeso. Se recomienda que se haga por la mañana potenciando después la eliminación de toxinas y residuos del organismo con un baño caliente.

El masaje también se realiza con aceite calentado a la temperatura corporal (puedes adquirir a través de Amazon un calentador de aceite para masajes con frasco de aceite incorporado). Si el aceite está templado, es más agradable y penetra más fácilmente en la piel. Tras el masaje, se debe dejar el aceite en el cuerpo entre 20 y 30 minutos, y se da asimismo antes de un baño caliente.

Utiliza una combinación de estilos para el automasaje, que incluyan amasar, golpear, frotar, tocar, sacudir y apretar. El masaje ayuda a reducir el *ama* porque fortalece los nervios, elimina la fatiga, induce a dormir bien, mejora la circulación, reduce los efectos del envejecimiento, mejora la piel, regula el aparato digestivo y aumenta el sistema inmune.

Los aceites de oliva, sésamo y girasol son muy nutritivos y contribuyen a la desintoxicación si se utilizan en el masaje.

El baño caliente posterior limpiará los restos de aceite y hará sudar al organismo, lo que es una parte esencial en el proceso de desintoxicación, pues mantiene los poros abiertos para eliminar a través de ellos gran parte de residuos tóxicos. Después del baño, conviene tumbarse un rato y permanecer en un estado mental de serenidad.

- **Yoga.** Práctica diaria de yoga (especialmente torsiones para masajear órganos internos). El yoga es apropiado para las tres constituciones. Su práctica regular proporciona vitalidad y equilibrio. Aumenta la flexibilidad del cuerpo y ayuda a movilizar las energías estancadas y las impurezas acumuladas. Se nutre del movimiento, la respiración, la postura, la relajación y la meditación. Las posturas de torsión ayudan a la digestión y estimulan los órganos principales implicados en ella, como hígado, riñones, estómago y bazo. Los ejercicios de relajación y respiración del yoga permiten la eficacia de todo lo demás. Se recomienda practicar yoga con el estómago vacío y a primera hora de la mañana o a última de la tarde.

- **Meditación.** En el ayurveda, la meditación es una forma importante de estabilizar las *doshas* y aumentar el bienestar. Sentarse tranquilo durante 20-30 minutos al día ayuda a aumentar la conciencia de nuestra parte espiritual, lo que puede tener un efecto enorme en el bienestar físico y mental. La meditación limpia el espíritu y a la vez disminuye la presión sanguínea y el estrés, aumenta la creatividad y promueve una relajación profunda que eleva la autoestima.

Puedes utilizar una vela encendida para calmar los pensamientos y guiar tu meditación y, si lo haces a la luz de la luna, encontrarás tu propia luz. Meditar al final del día calma la mente y promueve un buen descanso.

A mucha gente le ayuda repetir un mantra, como So-Hum, mientras se permite que los pensamientos vayan y vengan, dejándolos pasar. Cuando inspiras So, estás inhalando vida. Cuando espiras Hum, estás exhalando ego, individualidad y limitación. Éste es el significado de la meditación So-Hum.

La meditación ayuda a eliminar el «*ama* mental», que se crea por los conflictos y las emociones negativas de cada día. La depuración nos ayuda a encontrar tiempo para la espiritualidad, a evitar los enfados, los celos y la envidia. A sustituirlos por pensamientos dulces y una actitud amable, compasiva y respetuosa, en el marco de una vida sencilla y en armonía con la naturaleza y los ciclos de la vida.

Depuración emocional

A la limpieza física le gustan las emociones depuradas. Psicológicamente, el efecto es el mismo que cuando depuras tu cuerpo. Una persona que come mejor gana en salud. Este bienestar comienza a elevar su nivel vibratorio y sus pensamientos se clarifican y se vuelven más positivos.

Las personas que están muy intoxicadas físicamente necesitan nutrirse de pensamientos tóxicos igual que de alimentos tóxicos. Si no, reaparecen las emociones enterradas en lo más hondo del alma y no saben cómo manejarlas ya que no disponen de recursos.

¿Cómo manejar las emociones enterradas que emergen a la superficie durante el período depurativo?

Si te das cuenta que sientes, por ejemplo, una oleada de enfado, puedes actuar de dos maneras distintas:

1. Gritar, golpear, ser sarcástico, dar portazos, retraerte, blo-quearte...
2. Hacerte la pregunta: ¿para qué siento lo que estoy sintiendo?

El enfado normalmente se conecta con los miedos más básicos, como por ejemplo el miedo a que los demás vulneren tus límites.

En el caso del ejemplo, sentir enfado te ayuda a manifestar firmeza para mantener tus límites frente al trato de algunas personas. El comportamiento útil en este caso, después de reflexionar y serenarte, será comunicar de manera no violenta que te desagrada que no se respeten los términos que has definido en tus relaciones con los demás.

No se trata de encontrar culpables, sólo de comunicar a los demás, de manera clara y no agresiva, tus necesidades.

A continuación comparto 5 ideas Morenini que te ayudarán a depurar las emociones tóxicas:

Cuando sientas que estás inmerso en una oleada de emociones tóxicas, hazte estas 5 preguntas.

1. Dentro de 5 años, ¿qué importancia tendrá esto que ha ocurrido?
2. ¿Qué es lo peor que me puede pasar?
3. Si esto («esto»= la respuesta a la pregunta n.º 2) ocurre, ¿qué es lo peor que me puede pasar?
4. Si esto («esto»= la respuesta a la pregunta n.º 3) ocurre, ¿qué es lo peor que me puede pasar?
5. Si esto («esto»= la respuesta a la pregunta n.º 4) ocurre, ¿qué es lo peor que me puede pasar?

Las emociones no son «buenas o malas», sino útiles. Ver qué te dice tu emoción no es lo mismo que quedarte estancado en ella, rumiándola.

Imagina que estás jugando al juego de la vida, que tu vida es una película y que tú eres el protagonista. ¿Qué eliges para ti, una vida miserable o una vida llena de dicha y de sueños y deseos cumplidos?

Cuanto más positivos sean tus pensamientos, más feliz estarás tú, más sereno y confiado.

Y estando en este estado, comerás de forma adecuada.

Suplementos nutricionales

- **Aloe vera.** El gel que obtenemos pelando las ramas de aloe vera ingerido actúa como antiinflamatorio y depurativo hepático. Además, contribuye al tratamiento de problemas de tiroides, es antiséptico, antivírico, actúa como laxante y limpia la sangre, hígado, bazo, intestino delgado y glándulas sudoríparas. Calma las tres *doshas.*

- **Triphala.** Es una de las medicinas ayurvédicas más populares contra el estreñimiento y para equilibrar las tres *doshas.* La palabra *triphala* se traduce como «tres frutas» *(amalaki, haritaki y bibhitaki).* El dicho popular de la India «¿No tienes madre? No te preocupes mientras tengas *triphala*», alude a la creencia en su capacidad para cuidar los órganos internos de la misma manera como una madre cuida a sus hijos. Es el mejor remedio para regular los intestinos de forma segura sin crear dependencia, aunque se tome a diario. Mejora y tonifica la digestión y la asimilación equilibrando las *tres doshas.* Tomar 1-2 cápsulas al día con una infusión caliente de jengibre y canela, antes de irse a la cama.

- **Trikatu.** Medicamento ayurvédico conocido como «tres picantes», que combina pimienta negra con jengibre y pimienta larga (a veces sustituida por cúrcuma). Su efecto principal tiene lugar sobre el tracto digestivo superior, donde potencia el fuego digestivo o *agni,* necesario para optimizar la digestión. A la vez ayuda a eliminar los residuos tóxicos o *ama.* Asimismo, es un potente carminativo y antiinflamatorio que ayuda a mantener la boca fresca y a descongestionar las vías respiratorias. Tomar 1/3 de cucharadita 1 h antes de las comidas. Se puede mezclar con miel para suavizar su sabor o consumirlo en cápsulas, también antes de las comidas.

Después de la depuración

~~~~~~

Errores frecuentes sobre alimentación

Para que luego no digas que no lo sabías... Los siguientes son los principales mitos y errores frecuentes que en nutrición se toman como válidos e incluso como dogmas de fe:

- **Pensar básicamente en comer suficientes proteínas.** El mito más extendido de todos y por eso el primero que menciono. Del 100 por 100 de los alimentos que ingieres cada día, sólo necesitas que sean ricos en proteínas un máximo del 10 por 100. Las proteínas son moléculas compuestas de pequeños componentes denominados aminoácidos. En realidad, no necesitas exactamente proteínas, sino estos pequeños componentes, los aminoácidos, a partir de los cuales tú formas tus propias proteínas. Pues bien, estos aminoácidos se encuentran en todos los alimentos que ingieres. Si te alimentas de forma variada y en cantidad suficiente, lo normal es que tomes aminoácidos más que bastantes para estar bien nutrido.

- **Creer que comer pescado es muy sano.** Lo siento, no lo es tanto. ¿Por qué? Por varias razones. La más fácil de ver es de dónde procede el pescado. ¿Piscifactoría? Ya sabes: antibióticos, piensos, fungicidas, animales hacinados y estresados fuera de su hábitat... ¿Mares y ríos? Animales viviendo en entornos tóxicos... Y en el mejor de los casos, los animales pequeños que viven poco tiempo en mar abierto, como las sardinas o los boquerones, se cocinan en sal química (las anchoas) o fritos o a la barbacoa con humo (las sardinas). O se venden en latas de conserva recubiertas de bisfenol A, un carcinógeno demostrado. ¡Todo un tributo a nuestra salud!

- **Pensar que la dieta mediterránea es la mejor.** Es la que se seguía en España, sur de Francia, Italia y Grecia. Ya no se sigue y por tanto es un autoengaño pensar que los que poblamos el litoral mediterráneo nos alimentemos bien. ¿Por qué ya no se sigue? Por varias razones:

  La desnaturalización actual de las materias primas debido a la agricultura industrial, el refinado de los cereales y los aceites y el elevado procesamiento de los alimentos. A esto hay que sumar la influencia de la dieta SAD o Standard American Diet, la dieta americana tipo, debido a la cual se ha aumentado la ingesta de grasa saturada procedente de las carnes procesadas, los lácteos y derivados como el queso y las grasas trans que encontramos en los fritos y la bollería. Ya hemos estudiado lo que ocurre cuando se come de este modo. Desengáñate, hoy día la dieta mediterránea de antaño ya no existe, así que no se puede seguir.

- **Hacer un desayuno de rey.** El cuerpo humano necesita descansar de comer. Si cenas mucho y tarde, lo que es bastante habitual, y luego haces un desayuno copioso, ¿dónde está el descanso? Necesitas parar un poco. La depuración y el ayuno son herramientas para desintoxicar el organismo y, por ende, estar más sano y activo.

- **Tomar algo con azúcar cuando te sientes bajo de energía.** El azúcar es un ladrón de energía. Imagínate un encantador de serpientes o un embaucador. Ésta es la forma en que actúa el azúcar. Al principio, te cautiva, pero pasado un tiempo... te sientes mucho peor que antes de tomarla. Ya hemos hablado sobre ella en esta obra. El azúcar no sólo roba tu energía, sino que agota tus reservas de minerales alcalinos como calcio o magnesio, desgasta tus riñones y te acerca hacia la diabetes.

• **Pensar que la pasta es sana para el deportista.** La pasta, cuando está elaborada con trigo refinado, no es sana en general, ni siquiera para las personas que hacen deporte. Un cereal integral ecológico que no esté modificado genéticamente es sano. La pasta normalmente se fabrica con harina de trigo refinada, de un trigo que ha sido modificado genéticamente para aumentar su molécula proteica, el gluten, lo que hace que la pasta sea más elástica. Es un alimento redefinido y modificado, no es un alimento natural. Además, es un alimento que presenta un elevado índice glucémico.

• **Hacer cada día 5 comidas.** Cuanto más comida comas, más cansado estarás. La población de la isla de Okinawa, en Japón, es la más longeva del planeta. Ellos, en lugar de comer hasta que no pueden más, comen sólo tres cuartas partes de su capacidad estomacal, es decir, que se quedan siempre con un poco de hambre. Si haces 5 comidas al día, cada día, te aseguro que no llegarás a sentir esa sensación tan placentera de hambre que ayuda a tu organismo a depurarse.

• **Creer que el yogur es sano.** Cualquier lácteo pasteurizado es un desastre. Comer yogur para regenerar flora intestinal no funciona. Es lo que dicen los anuncios de televisión, pero no es la realidad. ¿Por qué no? Por muchas razones:

Los lácteos pasteurizados no son buenas opciones porque la leche se ha sometido a temperaturas tan elevadas que se ha desnaturalizado y ha perdido gran parte de sus nutrientes. Es verdad que el yogur es un producto obtenido mediante la fermentación bacteriana de la leche, un proceso que produce nutrientes importantes como aminoácidos, ácidos grasos esenciales y vitaminas; pero cuando se fabrica yogur y se pasteuriza, o aunque no se pasteurice si pasa el tiempo, se produce la reducción progresiva de su población bacteriana. Para que las bacterias del yogur propicien una flora intestinal fermentativa ideal para aumentar las condiciones de tu sistema inmune, deberías consumirlo como mucho 72 horas después de su producción..., y esto sólo lo puedes controlar si lo has hecho tú.

Recuerda que la leche, en todo caso, debería ser ecológica, cruda y preferentemente de cabra y no de vaca, ya que las proporciones de nutrientes que se encuentran en la leche de vaca son ideales para nutrir a las vacas, que pesan entre 500 y 600 kilos, es decir, entre 80 y 100 veces más que una persona. Las cabras son más pequeñas y pesan entre 50 y 60 kilos, por tanto los nutrientes de la leche de cabra son más adecuados para animales de menor tamaño, como los humanos.

Según menciona el doctor Campbell en *The China Study*, la proteína animal de los productos lácteos, contribuye al desarrollo de un medio ácido adecuado para el desarrollo de células cancerosas y tumores. Mucha gente consume yogur a diario porque piensa que es bueno para su salud. La leche con la que se hace el yogur contiene demasiadas hormonas femeninas que se han administrado a las vacas para que aumenten su producción láctea, amén de antibióticos y otros medicamentos que se administran a las vacas, así como restos de pesticidas y abonos químicos procedentes del pienso con el que se las alimenta.

- **El aguacate y los frutos secos tienen mucha grasa, luego engordan.** El aguacate es un alimento rico en ácidos grasos insaturados y los frutos secos también. A la vez, son ricos en vitamina E y fibra. Dejar de comerlos y seguir consumiendo leche, yogur, queso, pavo, pollo, embutido, paté o carne de cualquier tipo es un error. Olvídate de que el filete con ensalada adelgaza, porque, aunque pueda ser cierto, adelgazarás mucho más si sustituyes el filete por aguacate o por frutos secos, y a la vez, estarás mucho mejor nutrido: Obtendrás proteínas más sanas, fibra, ácidos grasos insaturados sin colesterol, y nada de hormonas, antibióticos o restos de piensos artificiales. Recuerda que además estarás contribuyendo a la salud del planeta y de los animales que no se sacrifican.

Aspectos nutricionales confusos

Hoy se habla de nutrición saludable en todas partes y todo el mundo tiene algo que opinar al respecto; pero la realidad es que pocas personas tendrían la seguridad necesaria como para diseñarse un menú semanal equilibrado, económico y sencillo de preparar, y que a la vez no sea monótono ni soso, sino sabroso y variado.

¿Por qué sabiendo tanto sobre nutrición no sabemos diseñar una dieta equilibrada? Comer sano, rico, económico y sin necesidad de estar horas en la cocina parece una tarea de superhéroes.

Comencemos por aclarar algunos aspectos nutricionales confusos basados en conocimientos desfasados, poco científicos o en grandes mitos de la nutrición.

Cuando comemos de más, nuestro cuerpo almacena el exceso de nutrientes en forma de grasa. Dicho exceso de nutrientes o excedente energético, por tanto, viene de una ingesta excesiva de cualquier nutriente. Por lo que procede no sólo de la ingesta de grasas, sino también de una ingesta elevada de hidratos de carbono.

Las proteínas y los hidratos de carbono proporcionan 4 kcal/g, mientras que las grasas nos proporcionan 9 kcal/g, por lo que son mucho más energéticas.

Un alimento no es más o menos saludable por su contenido en calorías, sino por los componentes que lo integran. Por ejemplo piensa en 100 calorías de aguacate o 100 calorías de vino.

Una dieta baja en grasas es difícil de mantener porque las grasas aportan sensación de saciedad y sabor a los alimentos, amén de ser necesarias para el organismo.

Disminuir la grasa en los alimentos (por ejemplo, en los alimentos *light)* los desnaturaliza. Conviene siempre elegir grasas más saludables (como aceite de oliva, aceite de coco, aguacate, frutos secos) antes que tomar alimentos *light* que contienen grasas poco saludables (como son las grasas trans presentes en margarina, galletas, bollería); alimentos que además son ricos en azúcar pero pobres en nutrientes de interés fisiológico, que contienen las llamadas calorías vacías.

Como indicamos al introducir la pirámide nutricional de la SENC, no es posible determinar con exactitud la cantidad de nutrientes que contiene un alimento, pues no es lo mismo un aguacate de Canarias que uno de Costa Rica, por ejemplo, ya que influye su procedencia, cómo se ha cultivado (ecológico o con abonos químicos), el punto de maduración en que se encuentre cuando lo vayamos a comer y si lo consumimos crudo o cocinado.

Recordemos que tampoco es posible determinar el grado de aprovechamiento que cada persona hace de un alimento. Es decir, que como indicábamos en el mantra n.º 5, ingestión ≠ absorción, dicho ratio dependerá del estado de salud de la persona, de si sufre estrés, de si mastica más o menos veces, de la energía que requiera para sus actividades diarias...

Y, por si fuera poco, como ya comentamos, si varias personas comemos lo mismo, ¿cómo puedo saber que mi ración contiene los mismos nutrientes que la tuya? Decíamos que si compartimos un plato de garbanzos con acelgas, algunos se servirán más garbanzos, otros más acelgas, otros añadirán aceite crudo, otros comerán con pan... ¿Cómo podemos determinar la ingesta real que hacemos?

Ya señalamos que tampoco podemos calcular los requerimientos específicos de nutrientes que cada uno tiene, y que dependerán de su peso, estatura, composición corporal, edad, estilo de vida, consumo energético... ¿Gasto lo mismo en subir escaleras que otra persona? ¿Cómo puedo saberlo?

Por otro lado, vivimos en un ambiente obesogénico orientado hacia el consumo excesivo y no responsable.

A nivel cuantitativo, nos han enseñado que una dieta equilibrada debe contener todos los nutrientes que necesitamos para que nuestro cuerpo funcione de manera óptima y no enferme.

Para ello se ha puesto el foco en la distribución porcentual de los 3 macronutrientes que nos proporcionan energía. Y se nos ha dicho que debe ser así:

50 por 100 de hidratos de carbono, 20 por 100 de proteínas y 30 por 100 de grasas aproximadamente

Sin embargo, no se ha puesto foco en la calidad de su procedencia. ¿Será lo mismo comer espagueti boloñesa y de postre natillas, que comer una paella con arroz integral y un yogur vegetal? En ambos menús podríamos encontrar proporciones similares de hidratos de carbono, proteínas y grasas, pero ¿cuál de los dos se te antoja más saludable?

A la hora de diseñar un menú de, pongamos 2000, kcal, si el 50 por 100 han de ser hidratos de carbono, ¿cómo calcular 1000 Kcal de hidratos de carbono? Como sabemos que 1 gramo de hidrato proporciona 4 kcal, 1000 kcal están contenidas en 250 gramos de hidratos. Ahora tenemos que consultar las tablas de composición de los alimentos (que ya sabemos que no son exactas porque es algo imposible de determinar) ir seleccionando alimentos e ir sumando los gramos que cada uno contenga de hidratos de carbono hasta llegar a los 250 gramos que necesitaríamos para diseñar un menú de 2000 kcal.

Pero, ¿será de la misma calidad el hidrato de carbono contenido en un zumo de naranja natural que el que podemos encontrar en un zumo de naranja envasado, al que se le añaden hasta 15 gramos de azúcar por litro? ¿Será igual aportar a nuestro cuerpo la energía que procede de un alimento real que la de un alimento que nos hemos inventado utilizando azúcar?

Por lo tanto, determinar el equilibrio exacto entre nutrientes en una dieta no es posible. El único modo de verificar que nuestra dieta es saludable es sabiendo que los alimentos que la componen lo son.

Teniendo en cuenta que un alimento no es sano o insano porque contenga mucho o poco de uno u otro nutriente, sino por la cantidad de nutrientes en conjunto, porque sea un alimento natural no procesado (es decir que aquí no tienen cabida los platos precocinados y congelados, los aperitivos de bolsa como las patatas o los panchitos, los postres industriales...) y se consuma crudo o se utilice una técnica de cocción amable. Por ejemplo, la bollería no contiene colesterol y los huevos sí, pero la proteína del huevo es de alto valor biológico y la bollería contiene hidratos de carbono refinados, azúcar y grasas trans.

La supuesta obligatoriedad de realizar 5 comidas al día, basada en el mantenimiento de un índice glucémico constante en sangre no ha conseguido confirmar dicha hipótesis, mientras que conduce a una ingesta excesiva de alimentos. Para evitar grandes picos de glucemia en sangre lo que debemos hacer es tomar alimentos saludables, no comer 5 veces al día.

Las personas que siguen una dieta variada y predominantemente vegetal, si incluyen algo de pescado o incluso incluyendo sólo huevos o lácteos, reciben todos los nutrientes que necesitan y no necesitan suplementarse. La suplementación sólo hace referencia a las personas vegetarianas estrictas denominadas veganas, que no consumen nunca ni huevos ni lácteos o derivados en su dieta. En este caso conviene suplementarse con un complejo de vitaminas del grupo B donde se reciba un aporte suficiente de B12.

La dieta vegetariana variada tampoco es deficiente en aminoácidos esenciales, pues éstos se encuentran repartidos entre cereales, semillas y legumbres, y basta con ingerir dichos grupos a lo largo del día, no siendo necesario mezclarlos en la misma comida.

La leche no es ni imprescindible ni la única fuente de calcio para nuestros huesos, destacando por su riqueza en calcio otros alimentos como el sésamo, el tahini, las almendras, los higos, las coles, las hojas verdes o las algas.

Si las poblaciones más longevas del planeta comparten algunas características como la vida en comunidad, un bajo índice de estrés, el consumo de bebidas y alimentos no procesados industrialmente y la restricción calórica, parece que cobra sentido, pues, incorporar sus métodos. Éste es el caso de poblaciones como la de la isla japonesa de Okinawa o la del valle de Vilcabamba en Ecuador.

Una dieta saludable no tiene por qué ser cara, y aquí lo vamos a comprobar. Sin embargo, lo que sí está claro es que comer alimentos de mala calidad es barato. La harina y el azúcar que se encuentran en la bollería son mucho más económicos que las verduras y las frutas. Por eso es fácil estar desnutrido y sin embargo padecer sobrepeso. En la cesta del consumidor medio, aún no llegan al 50 por 100 los productos frescos como las verduras, las frutas, los huevos o el pescado. Y si no me crees fíjate en lo que compra la persona que va delante de ti en la cola del supermercado.

Grupos de alimentos

Una deficiente combinación de alimentos y el exceso de éstos también influye en nuestro estado intestinal. Como indicaba en mi libro *Flexivegetarianos,* publicado por esta misma editorial, para saber mezclar correctamente los alimentos, primero hay que saber a qué grupo pertenece cada uno.

- **Proteínas.** De entre las vegetales nos encontramos con frutos secos como nueces, almendras, pistachos, nueces de Brasil, anacardos, nueces de Macadamia y avellanas; semillas como las de calabaza, de girasol, de lino, de cáñamo, chía...; legumbres como guisantes secos, frijoles, alubias, lentejas, garbanzos y soja y todos sus derivados como las salchichas, las hamburguesas, el tofu o el tempeh.

  Las proteínas derivadas de animales son los huevos y los productos lácteos como leche, yogur, kéfir, requesón, mantequilla, queso, helados y nata. Y las proteínas animales son la carne de res o de ave, el embutido, la gelatina, el pescado y el marisco.

- **Grasas.** Las vegetales son todo tipo de aceites, aceitunas, aguacate, semillas oleaginosas (nueces, almendras, cacahuetes, pistachos), semillas de lino, chía, girasol y sésamo. Las grasas animales son huevos, queso, mantequilla, nata, tocino, carne, embutido y pescado.

- **Hidratos de carbono** o almidones (cereales y féculas) son trigo, avena, mijo, maíz, arroz integral, pan, pastas, sémolas, centeno, cebada, patata, boniato, castaña, calabaza, bellota, chufa y plátano.

  Hortalizas medianamente almidonadas son alcachofa, remolacha roja, guisantes tiernos, nabo, zanahoria, apio-nabo, judías verdes, chalota, coles de Bruselas y habas verdes.

  Hortalizas no amiláceas son lechuga, apio, acedera, puerro, pimiento, rábano, endibia, espinaca, pepino, calabacín, ajo, cebolla, berenjena, acelgas, ortigas, alfalfa, repollo, col lombarda, bulbo de hinojo, brócoli, diente de león, escarola, borraja y cardos.

- **Azúcares.** Miel, melaza, sirope, jarabe, azúcar blanco, fructosa, azúcar moreno y panela.
- **Fruta dulce.** Uva, mango, plátano maduro, melón, caqui, chirimoya, dátil, higo y otras frutas desecadas.
- **Fruta ácida.** Madroño, tomate, níspero, cidra, membrillo y tamarindo.
- **Fruta neutra.** Manzana, pera, granada, albaricoque, melocotón, nectarina, sandía, arándano, fresas, frambuesa, moras, kiwi, naranja, pomelo, mandarina, limón, papaya y piña.

Una alimentación equilibrada, es aquella que se basa en una variedad suficiente de alimentos, pero no en la misma comida, sino alternados en distintas tomas. Cuanto más sencilla sea una comida, más fácil será de digerir y mejor se aprovecharán sus nutrientes, mediante un metabolismo óptimo de éstos.

Si durante la misma toma los alimentos se mezclan correctamente, las digestiones se hacen más livianas y la persona se siente más vital, más ágil, especialmente si es una persona que padece de estómago, hígado o vesícula.

Los alimentos se asimilan y se metabolizan correctamente cuando no se pudren en el intestino y sus principios nutritivos no se degradan convirtiéndose en toxinas.

Ésta es la fórmula para que la persona se encuentre llena de energía, economizando en el proceso de la digestión. Además, podrá digerir alimentos que antes no toleraba, desaparecen alergias alimentarias y problemas de mala absorción intestinal.

Reglas Morenini de compatibilidad alimentaria

- **No mezcles hidratos de carbono con frutas ácidas.** Los ácidos inhiben y destruyen la secreción de ptialina, enzima encargada de digerir los almidones, por lo que la digestión de éstos se ve alterada y es incompleta, ocasionándose fermentaciones en el duodeno. Por ello no se deben consumir almidones como trigo, arroz, pasta, patata o pan, junto con frutas ácidas como limón, piña, kiwi, mandarina, naranja, granada o fresa; ni tampoco aliñarlos con limón o vinagre. Por ejemplo, no se recomienda aliñar con vinagre las lentejas o con limón una paella, pero sí el pescado.

- **No comas juntos proteínas con hidratos de carbono.** Dado que las proteínas son digeridas en un medio ácido en el estómago mediante la acción del ácido clorhídrico; en cambio, los hidratos necesitan un medio alcalino para su digestión. La digestión de los hidratos comienza en la boca con la secreción de la enzima ptialina, pero una vez ingeridas las proteínas, su digestión comienza en el estómago con la secreción de enzima pepsina, que tiene la propiedad de inhibir la acción de la ptialina, frenando la digestión de los hidratos de carbono. Es decir, no debemos comer huevos con patatas ni queso con pan.

- **No mezcles proteínas con frutas dulces o azúcares.** Las frutas dulces frescas (melón, uva, caqui, chirimoya) o secas (dátiles, pasas, higos, orejones) y los azúcares (miel, siropes, jarabes), son de digestión rápida y no permanecen en el estómago más de media hora. Las proteínas en cambio, requieren varias horas para su digestión. Por eso, si se ingieren juntas proteínas con frutas dulces o azúcares, estos últimos quedarán retenidos en el estómago, produciendo fermentaciones anormales. No ocurre esto, como excepción, en el caso del yogur o el kéfir, alimentos proteicos que ya se encuentran fermentados y predigeridos, por lo que necesitan menos tiempo de digestión. Por ejemplo, desde el punto de vista de la combinación de alimentos no se recomienda tomar melón con jamón, pero sí yogur con higos.

- **No mezcles grasas con frutas dulces o azúcares.** Igual que las proteínas, las grasas tienen un tiempo de digestión mayor que las frutas dulces o azúcares, por ello si se ingieren juntos, las grasas provocarán una retención de los azúcares con fermentaciones. Como ejemplo, valen los anteriores (melón con jamón o queso con higos) porque normalmente las grasas van unidas a las proteínas.

- **No mezcles fruta muy ácida con fruta dulce.** Por ejemplo, tomate o membrillo, que son ácidos, con melón o chirimoya, que son dulces. Es recomendable tomar fruta ácida para desayunar; mientras en la comida y la cena, dulce. De este modo mantienes a raya el índice glucémico.
- **No comas juntos dos hidratos de carbono distintos.** Es una de las peores incompatibilidades que podemos realizar: por ejemplo, pan con patatas o plátano con arroz. Suponen una sobresaturación del sistema digestivo, lo que ocasiona un elevado índice de residuos metabólicos.
- **No comas juntas dos proteínas distintas.** La putrefacción intestinal que ocasiona la mala digestión de las proteínas es una de las mayores fuentes de toxemia orgánica. Evita combinaciones como, por ejemplo, huevo con queso o con salchichas, aunque éstas sean vegetales (de soja, porque la soja es una legumbre y consideramos proteínas a las legumbres).

Teoría Morenini de los reyes y los siervos

La teoría de los reyes y los siervos aporta sencillas directrices para combinar los alimentos sin sobrecargar la alimentación diaria y sin que tengas la necesidad de aprender todas las reglas anteriores, que pueden parecer complejas.

Aunque no sigamos siempre la teoría de los reyes y los siervos, especialmente en los desayunos, se sugiere que se observe en la comida y en la cena cuando se realicen en casa. De este modo comerás variado y no llevarás una alimentación densa y difícil de digerir. Es una manera sencilla de equilibrar en casa los excesos puntuales que puedas realizar cuando comes fuera de casa.

Se trata de que no falten nutrientes, pero sobre todo
de que no sobren.

Hoy en día el ser humano lo tiene todo y, sin embargo, sigue pensando en términos carenciales. Por ello se sobrecarga sistemáticamente la alimentación y se padecen malas digestiones, sobrepeso, colesterol, azúcar y ácido úrico, todas ellas patologías derivadas de los excesos.

En mi experiencia profesional, no he encontrado a nadie que, por comer poco, presentara deficiencias nutricionales (excepto personas con trastornos de la alimentación), más allá del hierro un poco bajo que, paradójicamente, era consecuencia de un consumo excesivo de café, un tóxico antinutriente que minimiza la asimilación del hierro. Sin embargo, he encontrado con frecuencia muchas personas sufriendo por causa de los excesos en la dieta.

Por ejemplo, personas con sobrepeso, con colesterol, con ácido úrico, con diabetes, con estreñimiento, con hígado graso..., ¿te das cuenta? ¡Son todo patologías de exceso! Adelante con la teoría:

Imagina un rey reinando en su reino rodeado de sus súbditos. Graba bien esta imagen en tu cabeza porque es una metáfora de cómo es el plato de comida ideal bien combinado. Así como en un reino, sólo puede haber un rey, no más de uno, porque entonces se produciría una guerra civil, en tu plato de comida sólo debe haber un alimento denso, al que llamaremos alimento rey. Y como el rey necesita muchos súbditos que le sirvan, acompañaremos el alimento rey de muchos alimentos siervos.

Digamos que el rey, que es muy majestuoso, puede ocupar el 25 por 100 del reino, y los siervos ocuparían el 75 por 100 restante.

Así, una cuarta parte de tu plato estará constituida por un alimento rey, mientras que las tres cuartas partes restantes las ocuparán alimentos siervos.

Pon sólo un rey en tu plato de comida, para evitar sobrecargar tu alimentación y que se produzca una guerra civil con malas digestiones y parámetros en sangre elevados. Ten en cuenta acompañarlo bien de sus siervos.

- **Alimentos siervos.** Los alimentos siervos son todos alimentos vegetales, ricos en fibra y agua. Contienen muchos micronutrientes, como enzimas, vitaminas, minerales y oligoelementos. Se incluirán en todas las comidas de forma abundante y variada. Ocuparán entre el 75 por 100 y el 100 por 100 de tu comida. Puedes elegir uno de ellos o varios. Son los siguientes:

  - Todo tipo de verduras tanto las de hoja verde (espinacas, acelgas, berza...), como las coles (coles de Bruselas, coliflor, brócoli, repollo...), y las verduras del mar (como el alga agar-agar, kombu, arame, hiziki, nori, espagueti de mar...).
  - Todo tipo de hortalizas como calabacín, calabaza, tomate, pimientos, remolacha, apio, ajos, cebolla, berenjena, hinojo, puerro... Así como las ensaladas de lechuga, canónigos, berros, lollo rosso, escarola, rúcula, endibias... Y las hierbas como albahaca, menta, perejil, eneldo, cebollino, orégano, salvia, tomillo...
  - Todo tipo de especias y condimentos como canela, vainilla, pimienta, cardamomo, cúrcuma, jengibre, comino, pimentón, miso, mostaza...
  - Los aceites vegetales de semillas (oliva, girasol, lino, pepitas de uva, sésamo, coco...).
  - La margarina vegetal no hidrogenada.
  - También algunas frutas, las neutras, como las que vimos en el apartado anterior: manzana, pera, granada, albaricoque, melocotón, nectarina, sandía, arándano, fresas, frambuesa, moras, kiwi, naranja, pomelo, mandarina, limón, papaya y piña.

• Y algunos más variados, como las leches vegetales de avena, almendras o avellanas, el cacao puro en polvo, y los endulzantes sanos como los siropes de agave o arce, la stevia, el xilitol, las melazas; así como el vinagre de umeboshi o de manzana y el vino tinto.

• **Alimentos reyes:** Incluye uno o ninguno de ellos en cada comida. Nunca se mezclarán entre sí, sólo lo harán con alimentos siervos. Y ocuparán un máximo del 25 por 100 del plato.

Date cuenta que no recomiendo comer todos los que aquí se dan cita, los incluyo sólo a efectos de clasificación.

Los podemos dividir en dos grandes grupos.

Los primeros son ricos en proteínas animales y la mayoría pobres en fibra y en agua: carne y embutido, pescado y marisco, huevos, leche y derivados como queso, nata, mantequilla, helados...

Los segundos son ricos en fibra e hidratos de carbono complejos y pobres en agua: incluyen el grupo de los cereales como trigo y derivados (pan, pasta, cuscús, bulgur, seitán, galletas, bizcochos, crackers), espelta, centeno, avena, mijo, maíz, kamut, quínoa, arroz... El grupo de las legumbres como garbanzos, lentejas, judías blancas, pintas, tempeh y azuki... Y el grupo de los frutos secos y las semillas como almendras, nueces, pecanas, macadamias, anacardos, avellanas, pistachos, piñones, semillas de lino, de girasol, de amapola, chía, de sésamo, de cáñamo...

Aquí incluiremos también la patata, por su riqueza en almidón.

El aguacate se considera también alimento rey, por ser denso y contener poca agua. Es un alimento rico en proteínas, grasas monoinsaturadas y clorofila.

Por último, incluyo aquí como alimento rey la fruta fresca (excepto la fruta neutra) y sus zumos, así como la fruta desecada: dátiles, ciruelas desecadas, orejones, pasas, arándanos secos... Las excepciones de frutas neutras consideradas como alimentos siervos son manzana, pera, granada, albaricoque, melocotón, nectarina, sandía, arándano, fresas, frambuesa, moras, kiwi, naranja, pomelo, mandarina, limón, papaya y piña.

Ejemplos de platos que cumplen la teoría de los reyes y los siervos:

- Calabaza salteada con algas y arroz integral
- Consomé de calabaza y miso
- Curry de calabaza y leche de coco
- Hamburguesas vegetales de calabaza, zanahoria y garbanzos
- Quínoa con calabacín, cebolla y pimiento rojo
- Espinacas salteadas con piñones
- Acelgas rehogadas con garbanzos y pimentón
- Paella integral de verduras
- Lentejas con verduras, ajo negro y algas
- Repollo con puré de patata
- Sándwich de verduras asadas a la parrilla...

De postre se puede tomar un vaso de leche de almendras con cacao o algarroba y endulzar con sirope de agave.

Los siguientes son platos típicos que no cumplen la teoría de los reyes y los siervos:

- Tortilla de patatas
- Bocadillo de queso
- Maki japonés (lleva arroz y pescado)

Los tres platos anteriores contienen 2 alimentos reyes y ningún siervo.

De los ingredientes anteriores, recomiendo evitar o minimizar el consumo de carne, embutido, pescado, marisco, lácteos, trigo, azúcar y soja (salvo sus derivados fermentados como miso y tempeh). Estos tres últimos alimentos, si bien son vegetarianos, son alimentos acidificantes y producen moco.

Bien, pues ahora te voy a dar la gran noticia:

Todos los alimentos vegetales germinados y fermentados son alimentos siervos, que se pueden combinar con cualquiera de los demás.

¿Qué significa esto?

- Pues que si fermentas un vegetal, como la col, la calabaza, el brócoli, los ajos, etc., lo podrás combinar con el alimento que quieras, incluso con cualquier fruta (no sólo fruta neutra), que normalmente va sola.
- Si fermentas un alimento rey, como es el caso de una legumbre, como los garbanzos, las lentejas o la soja contenida en el miso o el tempeh, podrás combinarla con cualquier otro alimento.
- Si fermentas un fruto seco o una semilla, como los anacardos cuando se remojan, escurren y trituran para hacer yogur como veremos más adelante, o las semillas de girasol cuando igualmente se remojan, escurren y trituran para preparar, por ejemplo, una salsa o aliño..., podrás combinarlos con cualquier otro alimento, aunque sean reyes.

La teoría de los 2 cuencos

Siguiendo a Harvard, no consideramos la opción de ingesta de carne roja, queso o embutidos, por lo que un menú vegetariano o flexivegetariano saludable puede confeccionarse basándose en la «teoría de los 2 cuencos de Ana Moreno». Veamos en qué consiste...

DESAYUNO

El desayuno ni es obligatorio ni tiene por qué ser la comida más copiosa del día. No tiene por qué hacerse a las 8 de la mañana, puede ser a las 11 h o a las 12 h. Todo depende de cada uno.

Lo que sí es cierto es que, por las mañanas, tenemos mayor disponibilidad fisiológica para el consumo de hidratos de carbono.

Cuenco 1

Uno de los dos cuencos puede ser un líquido, que dependiendo del hambre puede ser:

- INVIERNO: Un tazón de leche vegetal caliente con cacao, café de cereales o té matcha
- VERANO: Un zumo de verduras y frutas, un batido de frutas con semillas de lino o chía o un batido de frutas con hierbas aromáticas como albahaca, menta o perejil.

Cuenco 2

El otro cuenco puede estar compuesto por fruta de la estación picada o batida sobre semillas de chía previamente hidratadas en leche vegetal.

COMIDA

Cuenco 1

- INVIERNO: Crema de verduras cocinada con una verdura a elegir y un poco de cebolla o puerro... pudiendo añadir semillas o frutos secos como tropezones una vez preparada la crema: de lino, de girasol, de calabaza, de sésamo...
- VERANO: Ensalada de hortalizas crudas y hojas verdes, como endibias, escarola, lechuga, rúcula, canónigos, espinacas, espárragos, rabanitos, tomate, cebolla, pepino, zanahoria, apio..., pudiendo añadir semillas o frutos secos si lo deseo: de lino, de girasol, de cala-baza, de sésamo... o sus cremas, como tahini, pasta de almendras, etc.

Cuenco 2

Verduras al vapor, salteadas o al horno con hierbas y condimentos.

A elegir entre las diferentes verduras, yo prefiero centrarme cada día en una sola verdura porque así las comidas son más variadas: un día alcachofas, otro hinojo, otro berenjenas, puerros, otro crucíferas como col, coliflor, brócoli, lombarda, coles de Bruselas, otro día calabacín, calabaza, zanahoria, setas, champiñones, espárragos, verduras de hoja como acelgas, kale, berza...

Le añadiré la cantidad que desee hasta llenar el cuenco de grano integral cocido, que pueden ser cereales sin gluten, como arroz integral, arroz rojo, arroz basmati...; o pseudocereales, como mijo, quínoa, trigo sarraceno, amaranto... eligiendo siempre sólo de una a tres verduras y sólo uno de entre los cereales o pseudocereales mencionados.

CENA

Se realizará igual que la comida pero en el cuenco 2, en lugar de añadir cereales sin gluten o pseudocereales, se añadirán proteínas vegetales:

- VEGANOS: Lentejas dhal, lenteja roja, garbanzos dhal, garbanzos, tempeh...
- VEGETARIANOS: Huevo cocido o en tortilla.
- FLEXIVEGETARIANOS: Pescado azul a la plancha o al horno.

Notas:

- El tamaño de ambos cuencos será el mismo, y el tamaño de cada cuenco será el deseado, ya que como hemos visto, cada uno ha de comer según sus necesidades, lo cual no puede determinarse aquí.
- Si se tiene hambre entre el desayuno y la comida, se puede tomar una fruta, o uno o dos dátiles con una nuez o una almendra dentro.
- Si se tiene hambre entre la comida y la cena, se puede merendar una fruta o unos crudités de zanahoria, calabacín, apio, endibias, pepino o pimiento con algún paté vegetal, que prepararemos con garbanzos, lentejas, azuki y aguacate o frutos secos o semillas y aceite de oliva.
- Si se prefiere comer todos los alimentos mezclados basta con volcar los cuencos sobre un mismo cuenco o plato hondo en

el que quepan los dos. El sistema de los cuencos nos ayuda a moderar y equilibrar las cantidades y ésa es la principal razón por la que se emplean. Si no te gusta comer en cuenco, puedes hacerlo en platos.

Este menú contiene todos los nutrientes que se necesitan en las proporciones que recomienda Harvard.

No es viable el cálculo de la inversión económica por plato dado que desconocemos el tamaño del cuenco de cada uno, el país e incluso las tiendas o mercados en los que se compra, o si se eligen o no alimentos ecológicos. En cualquier caso, no parece ser un coste excesivo porque se incluyen alimentos frescos de consumo básico, que pueden encontrarse en cualquier lugar.

EJEMPLOS:

INVIERNO	Día ejemplo 1 para un vegano	Día ejemplo 2 para un vegetariano	Día ejemplo 3 para un flexivegetariano
Desayuno cuenco 1	Leche de almendras con cacao en polvo y melaza de arroz integral	Batido de frutos rojos con leche de coco y un dátil	Zumo de naranja, pomelo y granada
Desayuno cuenco 2	Chía remojada en leche de coco con manzana	Compota de manzana y pera con semillas de lino	Yogur de coco con arándanos y sirope de agave
Comida cuenco 1	Crema de espárragos trigueros	Crema de coliflor con semillas de sésamo	Crema de zanahoria con semillas de calabaza
Comida cuenco 2	Calabaza al horno con arroz rojo	Cuscús de quinoa	Brócoli salteado con mijo
Merienda	Endibias con humus de garbanzos	Palitos de zanahoria con pesto vegano	Guacamole con nachos
Cena cuenco 1	Sopa de miso	Crema de calabacín	Crema de champiñones
Cena cuenco 2	Guiso de shiitake con lentejas rojas (vegano)	Tortilla de brócoli (vegetariano)	Ensalada de ventresca con cebolla y pimientos (flexivegetariano)

VERANO	Día ejemplo 1 para un vegano	Día ejemplo 2 para un vegetariano	Día ejemplo 3 para un flexivegetariano
Desayuno cuenco 1	Batido de pepino, fresas y apio	Batido de sandía	Batido de melón con perejil
Desayuno cuenco 2	Pudin de chía remojada en leche de coco con trocitos de mango	Pudin de chía con puré de albaricoque	Yogur de coco con higos
Comida cuenco 1	Ensalada de tomate con albahaca	Ensalada campera con patata cocida	Tabulé de trigo sarraceno
Comida cuenco 2	Berenjenas al horno con quinoa	Espinacas a la catalana	Igual que el cuenco 1
Merienda	Cerezas	Ciruelas	Papaya
Cena cuenco 1	Ensalada de espinacas y rabanitos	Ensalada de lechuga, tomate, cebolla y aceitunas	Ensalada mixta con atún y huevo (flexivegetariano)
Cena Cuenco 2	Calabacín salteado con lentejas rojas (vegano)	Tortilla de berenjenas (vegetariano)	Igual que el cuenco 1

Ladrones de salud y bienestar

A estas alturas, seguro que sabes citarlos tú mismo. Que te sirva de resumen. ¿Cuántos de ellos siguen aún formando parte de tu alimentación diaria?

- El azúcar
- El embutido.
- Los lácteos pasteurizados y sus derivados, como nata, queso, yogur, mantequilla o helado.
- Los cereales refinados con gluten, en especial el trigo blanco refinado y todos los productos que se hacen con él.
- La carne.
- Los alimentos que contienen grasas hidrogenadas o parcialmente hidrogenadas, es decir, grasas trans, como la margarina y la bollería.
- El alcohol, especialmente las bebidas de alta graduación.

- Los zumos envasados y las bebidas azucaradas y carbonatadas.
- Los alimentos procesados envasados en plástico o latas de conserva.
- Los alimentos fritos, especialmente cuando se emplean aceites refinados y reutilizados.

Nuevos hábitos dietéticos

- **Modificar el desayuno.** Éste puede ser uno de los mayores cambios y a la vez de los más simbólicos, dado que es la manera en que comienzas el día. Si deseas depurar tus células a través de hacer un «ayuno fácil para principiantes» como el que propongo en esta obra, lo ideal es desayunar un zumo de verduras y frutas cuya receta también encontrarás en el capítulo «Recetario alfabético de recetas depurativas» en esta obra. Desayunar café con leche y azúcar, tostadas de pan blanco con mermelada, galletas hechas con harina refinada y azúcar o cereales refinados con leche es una forma nefasta de comenzar el día. Curiosamente, el mismo desayuno que toman los enfermos en los hospitales: un drama.
- **Aumentar la cantidad de alimentos crudos.** De entre todos los alimentos sanos de tu dieta, que al menos han de ser el 80 por 100, toma un mínimo de un 50 por 100 de ellos en su forma cruda. Idealmente un 70 por 100. Ten en cuenta que tu organismo está compuesto de un 70 por 100 de agua, el componente principal de los alimentos crudos. Cuanta más agua incorpores directamente de los alimentos, menos necesitas beber. Por tanto te ahorrarás el consumo de aguas cloradas, fluoradas, con restos de metales, químicos, farmacéuticos, o envasadas en plásticos recubiertos de bisfenol A.
- **¿Leche, yogur y queso? ¡Mejor no!** Todos los productos lácteos, el azúcar, el embutido y las harinas refinadas son los principales venenos de la dieta. Comienza eliminando la leche y verás que a partir de ahí es más sencillo ir eliminando poco a poco otros lácteos como la mantequilla, el yogur y el helado, para terminar minimizando o eliminando el consumo de queso. Es sencillo sus-

tituir la leche animal por leches vegetales. En cualquier caso, evita la leche de soja. Según menciona Odile Fernández en su libro *Mis recetas anticáncer,* la leche de soja se obtiene remojando la soja, haciéndola puré, filtrándola, hirviéndola, colando su líquido y finalizando con otro hervor. ¿Crees que después de todo este proceso la leche de soja es un alimento con vida?

- **No a la harina refinada de trigo.** Sé que este paso puede resultar complicado porque en cualquier restaurante encontrarás pan blanco de trigo y pasta italiana hecha con harina de trigo refinada. Los postres también. Sin embargo, cuando comas en la calle puedes prescindir de tomar pan y postre. A medida que repites este comportamiento de evitación, se convertirá en un hábito. En casa es más sencillo: completa tu despensa sólo con productos integrales, y si están preparados a base de otros cereales diferentes al trigo, pues mejor. Esto incluye el pan, la pasta italiana, las galletas, los bizcochos y la bollería.

- **Decir adiós a la carne.** A partir de hoy deja de comer carne, en todas sus manifestaciones. La carne de ave es carne igual, que el pollo sea mejor que la ternera está por ver. ¿Mejor en qué? Ambos consumen piensos sintéticos no vegetarianos, ambos están hacinados y comen y viven sobre sus propios excrementos, ambos son medicados con antibióticos y se los hace crecer artificialmente con hormonas... Aunque la carne de cordero y de cerdo contienen más grasa saturada que la de pollo o pavo, su contenido en colesterol es muy similar. La carne de cordero presenta 77 mg de colesterol por cada 100 g, mientras que la carne de pollo entre 80 y 100 mg, igual que la de la ternera. El queso curado contiene 120 mg de colesterol.

Y para qué hablar del embutido: imagina qué se puede hacer con los trozos de carne defectuosos que no se pueden vender. ¡Exacto! Se trituran y se hace con ellos el embutido, añadiendo colorantes y potenciadores del sabor. Pero claro, hay que evitar que se estropeen, así que se mezclan con conservantes de probado efecto cancerígeno: los nitritos, los nitratos y el polifosfato de sodio. El peor producto animal para la salud es el embutido. Elimínalo de tu dieta hoy o al menos limita extremadamente su consumo, pues no sólo lleva todas las desventajas de los productos cárnicos (hormonas, ausencia de fibra, grasa saturada, exceso de sal refinada), sino que además en el proceso de manufacturado se le añaden todos estos aditivos con efectos cancerígenos probados:

- **Nitritos.** Evitan la putrefacción de las carnes curadas y embutidos, y destruyen las esporas causantes del botulismo, una intoxicación causada por la toxina botulínica, una neurotoxina bacteriana producida por la bacteria *Clostridium botulinum*. Es una de las sustancias más tóxicas conocidas, de manera que es posible que con tan sólo probar el alimento contaminado, se produzcan graves intoxicaciones que pueden conducir incluso a la muerte. Entre los alimentos más expuestos al botulismo están las carnes o pescados crudos conservados mediante procesos de salado o ahumado deficientes. El efecto de los nitritos es antiséptico y mejorante del sabor y color. Asimismo, favorece la formación de sustancias cancerígenas, como las nitrosaminas. El dilema está en elegir entre el riesgo de botulismo o cáncer.
- **Nitratos.** Complemento de los nitritos. Usados junto a azúcar (como en el jamón) pueden inducir a la formación de compuestos químicos llamados nitrosaminas, de acción cancerígena.
- **Polifosfato de sodio.** Hace que la carne retenga agua y quede más jugosa y tierna. Se emplea sobre todo en el jamón dulce y las salchichas. Aún no se conocen bien sus efectos tóxicos.

- **Y, en todo caso, sustituir la carne por cereales integrales y verdura..., no por pescado.** Muchas personas disminuyen su consumo de carne a costa de aumentar su consumo de pescado. El problema es que el pescado no es seguro. Lo primero es que, si el pescado es salvaje, no sabemos si proviene de mares, ríos o lagos no contaminados. El mercurio presente en el atún y el pez de espada hacen que su consumo presente un riesgo elevado, sobre todo para embarazadas y niños.

Si el pescado es de piscifactoría, ni te plantees su consumo. Los peces planos suelen ser de piscifactoría, como el gallo, el lenguado o el rodaballo, porque debido a su morfología plana, caben mejor hacinados en las piscinas donde se crían. Viven en condiciones nefastas, se los alimenta con piensos y son tratados con hormonas y antibióticos como los animales estabulados en tierra. Al fin y al cabo son lo mismo, animales estabulados, aunque estén en piscinas. Si te preocupa el consumo de omega 3, puedes consumir ocasionalmente peces pequeños como la sardina o la caballa. La anchoa también si está salada con sal marina y no con sal de mesa química. En este caso evita los peces enlatados, en el siguiente punto se explica por qué. La mejor opción es consumir omega 3 procedente de fuentes vegetales, como las semillas de lino o de chía. Consume 1 cucharada sopera de una de ellas al día, recién molidas. La asimilación del omega 3 que procede de fuentes vegetales dependerá del buen estado de tu sistema digestivo. Si sigues la dieta flexivegetariana que se propone en esta obra, no tienes que preocuparte por ello.

• **¡Que no te den la lata!** Un alimento envasado en una lata es un alimento muerto. Además las latas pueden estar recubiertas de una sustancia cancerígena denominada bisfenol A o BPA. Ya has aprendido qué alimentos elegir, elimina las latas y demás alimentos envasados como las salsas de supermercado. Son alimentos sin vida que contienen una serie de sustancias para su conservación que sólo te aportan toxemia orgánica. Come todo aquello que tu bisabuela pudiera reconocer, alimentos frescos y puros. Y si alguna vez te ves en la necesidad de consumir algo envasado, que lo esté en un tarro de cristal y que su conservante sea únicamente sal marina; nada de E-xxx.

• **Mandar los refrescos a tomar el fresco.** Para empezar, vienen envasados en latas o en botellas de plástico, es decir, que pueden estar recubiertos de bisfenol A. Para seguir, contienen azúcar y burbujas, ambos dos potentes acidificantes del pH del plasma sanguíneo. Aparte de que pueden funcionar como estimulantes por su contenido en azúcar y cafeína, ¿piensas que te aportan algo más? Cuando salgas a tomar algo consume agua mineral, mosto, zumo de tomate, zumo de naranja natural, té verde o vino tinto. Olvídate de las burbujas y de las bebidas artificiales. Convierte el acto de pedir uno de estos sustitutos en un hábito, de este modo cuando te pregunte el camarero te saldrá la respuesta de manera automática.

• **Minimizar los dulces.** El azúcar es un veneno y debe ser eliminado de la dieta. Hay otros alimentos dulces como algunas frutas (mango, chirimoya, uvas, brevas...) o la fruta desecada (dátiles, pasas, higos...) cuyo consumo debe ser moderado. Si deseas tomar algo dulce, puedes tomar un dátil entre horas o una pieza de fruta, nunca de postre si quieres evitar que se complique la digestión. Evita también los postres elaborados con harina refinada, azúcar blanco y lácteos especialmente después de comer, son el broche final de una comida y de ellos depende que ésta sea apropiada o que la eches a perder.

• **Modificar los porcentajes.** Ve mejorando cada comida para flexivegetarianizar tu alimentación, tal y como te propongo y llegar al porcentaje de equilibrio que cumple la regla del 80 por 100-20 por 100. Si el 80 por 100 de los alimentos que tomas habitualmente son sanos y ocasionalmente tomas alguno que no lo es, las posibles consecuencias negativas de su ingesta serán fácilmente neutralizadas por tu organismo. Esto ocurre si los alimentos no adecuados no superan el 20 por 100 de lo que ingieres en total en un día.

Cómo comer en el día a día

Recurre a estas ideas Morenini a la hora de elegir cómo comer cada día:

• Toma más de un 80 por 100 de alimentos vegetales cada día y que éstos sean alimentos vivos.
• De entre estos alimentos, consume más de la mitad crudos: verduras, hortalizas, frutas, semillas, frutos secos, algas y germinados.

- Evita completamente la carne, tanto la roja (cordero, ternera, cerdo) como la de ave (pollo, pavo o pato).
- Limita o evita tu consumo de productos lácteos y derivados. Consúmelos ocasionalmente (en tu cumpleaños, cuando salgas a cenar fuera, en Navidad...) y mejor aquéllos elaborados con leche de cabra cruda y ecológica.
- Opta siempre por huevos de gallinas criadas en libertad y que no estén alimentadas con piensos.
- Elimina completamente los alimentos refinados como el azúcar y las harinas blancas.
- Come cereales integrales sin gluten como el arroz integral o pseudocereales como la quínoa.
- Elimina los estimulantes como el café, el té negro, la nicotina, el alcohol y la sal de mesa común.
- Para comer entre horas elige fruta fresca de la estación como manzanas, peras, mandarina, cerezas, plátano e incluso piña, papaya, melón o sandía en dados que te hayas llevado preparado desde casa. Otra opción son frutas desecadas como higos secos, orejones de albaricoque, dátiles y también frutos secos crudos como nueces, almendras o avellanas, que lleves contigo desde casa.
- Permite que transcurran al menos tres horas desde la cena hasta la hora de acostarte.

Cómo comer sano fuera de casa

Si fuera de casa comes mucho o si las mezclas entre alimentos no son apropiadas, tu sistema digestivo necesitará consumir muchos recursos energéticos para realizar la digestión. Los siguientes trucos van enfocados a que fuera de casa realices comidas ligeras y fáciles de digerir, basadas en alimentos vivos que equilibren el pH de tu organismo.

- Antes de salir a comer, toma algún refrigerio. Si estás fuera de casa desde por la mañana, puedes llevarlo contigo. Así no llegarás al restaurante con el estómago vacío.

- Elige dónde comer. Mejor si es un sitio donde hay menú diario con dos platos y postre donde cada día se va cambiando entre carne, pescado, legumbres, etc. También es importante que te ofrezcan flexibilidad en la cocina para poder pedir que cocinen algún alimento a la plancha, al vapor, quitar alimentos del plato o añadir otros. Evita restaurantes que ofrecen un bufé ilimitado, pues seguramente comerás de más e invertirás toda tu energía en el proceso digestivo.
- Una vez en el restaurante, antes de empezar a comer, procura beber agua tibia. Esto saciará tu apetito y, por lo tanto, comerás menos cantidad. Si hace frío puedes tomar una infusión.
- Cuando vayas a elegir tu comida, ten presente la máxima de no pedir ningún alimento que tu bisabuela no pudiera reconocer. Es decir, que comas los alimentos lo menos procesados y lo más cercano a como los ofrece la naturaleza.
- De primer plato, pide una ensalada, aunque sea pequeña. Solicita que el aderezo te lo sirvan por separado para poder agregar la porción que tú quieras. Prefiere aceite de oliva a salsas industriales, que son ricas en grasas hidrogenadas, azúcares, sal, potenciadores de sabor, colorantes y conservantes. Prefiere platos sin salsas donde puedas identificar todos los ingredientes. La sal no es necesaria, es un añadido al que nos acostumbramos y que podemos eliminar. Incluso apreciaremos más el sabor del plato si está menos salado.
- Si comes de menú, toma dos primeros platos en lugar de un primero y un segundo. De este modo, la combinación de alimentos será más favorable a la digestión y por tanto tu organismo realizará un consumo energético menor. Pregunta qué tipo de guarniciones hay para poder cambiar las patatas fritas por ensalada o verdura.
- Cuando no quieras tomar verduras, pide mejor pescado que carne, que es más rica en grasa y constituye un plato más pesado. Evita los fritos, hacen las digestiones muy pesadas. Pide los alimentos al horno o a la plancha, este tipo de cocinado es menos agresivo con los alimentos y no los hace tan pesa-

dos. Cuando mires el menú lee bien cómo está preparado el alimento, sobre todo si es carne o pescado. Comer pescado también entraña riesgos para la salud, dada la contaminación de los mares. Los peces grandes como el atún y el pez de espada contienen niveles tóxicos de mercurio. Minimiza su consumo o evítalos completamente si estás embarazada. Elige mejor sardinas, anchoas, arenques o caballa. Aunque el pescado es rico en ácidos grasos omega 3 que actúan en el organismo con función antiinflamatoria, comparte las propiedades de todos los alimentos de origen animal: no contiene fibra y produce mucosidad. Además es difícil saber si se ha pescado en aguas limpias, ya sea el mar, un lago o un río. Evita el marisco porque son animales carroñeros llenos de toxinas.

• Evita comer con pan y tu digestión será más liviana. Si no lo puedes evitar, opta por pan integral. La fibra es un nutriente importante de la dieta, que obtenemos sobre todo de los cereales integrales. Si nos dan la opción, es un buen hábito pedir el pan, la pasta o el arroz en su forma integral, cuanto menos procesado, mejor.

• Evita tomar postre. El postre normalmente estropea la comida. Ayúdate con una infusión digestiva. Pide fruta fresca como postre y llévatela para la merienda. Si dudas entre pedir algo más o no, mejor no lo pidas. Quedarse con un poco de hambre da tiempo al organismo a recibir la sensación de saciedad, que llega al cerebro unos veinte minutos después de estar saciado físicamente. Mastica muy bien los alimentos, sin presionarte por comer rápido. Puedes hacer una pausa a la mitad de la comida, dejando reposar los cubiertos en la mesa.

• No bebas refrescos mientras comes, si tienes mucha sed puedes tomar agua e incluso una infusión caliente. Pero por lo general, evita beber líquidos durante las comidas principales, diluyen los jugos gástricos y esto dificulta la digestión.

• Si tienes que asistir a eventos y reuniones, durante ellos bebe mucha agua. De este modo oxigenarás tu organismo y lo mantendrás activo y despejado. En los descansos, bebe más agua o infusiones. Si quieres tomar un estimulante prefiere el té verde y el zumo de naranja al té negro y el café, porque la vitamina C de los dos primeros tiene el poder de activar tu energía. Evita beber refrescos porque desequilibran el pH del organismo. Tampoco alcohol, porque no te mantendrá centrado.

¿Qué significa estar sano?

La salud es la paz de la mente en el cuerpo. El cuerpo es un medio que nos ayuda día a día a la realización de los deseos del alma. Sin embargo, solemos verlo como el fin último y nos esforzamos en conseguir sus objetivos: que esté ágil, que no tengamos arrugas o que las digestiones sean livianas. Los objetivos del alma han de ser prioritarios sobre los del cuerpo. Porque cuando el alma está en paz, el cuerpo funciona de manera óptima. Y dentro de todos los objetivos del alma, el principal es la paz mental.

Con frecuencia, pretendemos conseguir varias cosas a la vez sin darnos cuenta de que son incompatibles entre sí. Por ejemplo, nos gusta la idea de ser auténticos, pero no queremos renunciar a buscar la aprobación de los demás tratando de caer bien a todo el mundo. Otras veces decimos que queremos paz, pero a la vez estamos enfadados con el universo. Un cuerpo sano se protege a sí mismo contra la enfermedad porque de modo natural busca la salud. La enfermedad aparece como un síntoma de un desequilibrio a nivel emocional. Puedes imaginar con facilidad cómo el miedo crea una inestabilidad que se refleja en el cuerpo, a través de los temblores, la boca seca o la parálisis motora. El cuerpo hace de espejo de todas las emociones que sentimos. Por eso cuando sentimos paz estamos sanos.

Cuando vives sin miedo, es decir, desde la paz, la aceptación y el amor, tu sistema inmune se fortalece. Cuando tomas conciencia de que estás a salvo, que el universo es amable y abundante, y que todo lo que pasa obedece al orden divino, entonces el cuerpo, que posee la inteligencia que crea mundos, obra milagros. Por eso cuando las personas que están enfermas entienden a nivel celular la importancia de estar en paz, sanan su cuerpo. La ciencia lo ha llamado remisión espontánea, pero es el amor, entendido como la ausencia del miedo a vivir, lo que eleva la vibración del cuerpo hasta conducirlo a la salud. Un pensamiento y una emoción, ambos, liberan una cierta química en el organismo. Por eso podemos decir que todas las enfermedades tienen su origen en la mente.

Resulta extravagante la idea de «luchar contra la enfermedad» cuando ella misma es el resultado de una lucha interna no resuelta. La enfermedad es un efecto y no la causa de lo que nos pasa. Por eso la curación debe centrarse en sanar las heridas emocionales. La enfermedad no es más que una respuesta desesperada para la supervivencia. Toda curación real y profunda sucede primero a nivel mental y emocional, siendo el enfermo el artífice y responsable de su propia curación. Es una fantasía pensar que se puede curar la enfermedad sin la participación de su protagonista. La salud es la paz mental y toda cura consiste en desprenderse del miedo a través del perdón y la aceptación.

Recordémoslo con nuestra metáfora: imagina que vas conduciendo un coche y de pronto se enciende un piloto en el salpicadero. Una luz roja que parpadea e indica algo. Puedes hacer dos cosas:

1. Parar y quitar el fusible que da vida a esa luz. De este modo apagarás esa luz desagradable y podrás seguir conduciendo sin molestias.
2. Atender el aviso y ver lo que significa esa luz parpadeando en el salpicadero.

La opción 1 es la que eliges cuando te sientes mal y esperas a que se te pase o te tomas un medicamento, sin cambiar nada en tu vida. Cuando tomamos medicamentos, en realidad, le decimos al cuerpo «No me molestes», y lo agredimos con una sustancia química extraña. Le mandamos callar. El cansancio mental y físico es el recurso del organismo para salvarnos la vida; pero en lugar de agradecer su aviso, alargamos las jornadas, considerando el cansancio como una debilidad, cuando es la reparación natural para garantizar la supervivencia.

Para que la curación suceda, es importante entender antes el sentido de la enfermedad. Es sencillo si comprendes que la negación de las emociones es interpretada por el cuerpo como una negación a la vida. Has de saber que todo efecto físico se origina primero a nivel emocional. La enfermedad es una solución paradójica de la biología a una situación de emergencia espiritual.

Los desechos muertos que flotan en el organismo son células dañadas, pero que aún tienen vida. Es importante eliminarlas para que el cuerpo recupere su equilibrio y la enfermedad no llegue a imponerse.

El deseo del cuerpo es estar sano, no enfermo. Hoy se sigue contemplando la enfermedad como un mal en sí misma. Es una pena que las investigaciones se orienten en la dirección equivocada. En la actualidad hay más personas que viven de la investigación del cáncer que enfermos de cáncer. La tecnología ha avanzado en la supresión de los síntomas, pero el hombre, después de tantos siglos, sigue enfermando y hay más enfermos que nunca. Al centrarnos en los efectos dejamos la causa sin corrección, lista para reaparecer más adelante. Necesitamos una nueva medicina que nos ayude a crear salud y no a curar enfermedades. Y si éstas ya se han declarado..., la medicina debe integrar un nuevo estilo de alimentación, ¿recuerdas cuando mencioné cómo es la comida tipo de los hospitales?

Inspiraciones Morenini para recuperar la salud

- **Realiza sólo dos comidas principales cada día.** La mayoría de nosotros comemos de más y no lo sabemos. Ya he mencionado la población de la isla de Okinawa, en Japón, la más longeva del planeta. Tienen la suerte de que, de manera natural, terminan de comer quedándose siempre con un poco de hambre. Es su cultura. Lo que más ayuda a comer de forma moderada es respetar un esquema regular siguiendo las dos comidas principales cada día. Si se abandona alguna de ellas para comer menos, aumentará el apetito posteriormente y empeorará la situación de ansiedad o las ganas de comer alimentos que en realidad no deseas comer.

- **Come a la velocidad adecuada.** Ni demasiado deprisa ni demasiado despacio. Puedes invertir de 10 a 15 minutos en el desayuno, entre 20 y 35 minutos para el almuerzo y la cena y unos 10 minutos en los tentempiés. Mastica cada bocado 15 veces, y cada 3 bocados, haz una pausa y deja los cubiertos. Establece pausas entre el primer plato, el segundo y el postre. Un truco sencillo para conseguirlo consiste en no poner todos los platos de comida a la vez en la mesa, sino poner el segundo una vez acabado el primero y el postre una vez acabado el segundo.
- **No hagas otras cosas mientras comes,** como leer, ver televisión, hablar por teléfono o trabajar en el ordenador. Evita especialmente comer delante de la televisión, más aún cuando emitan el telediario o programas en los que todo el mundo se grita, se falta al respeto y habla a la vez. Hasta las comidas más alcalinas, como los zumos de verduras, se vuelven ácidas cuando se consumen mientras se tienen emociones negativas.
- **Evita hablar con la boca llena** y no introduzcas nuevos alimentos hasta no haber tragado los que tenías en la boca.
- **Come en la cena y después ya nada más** hasta el día siguiente. Levantarse por la noche a comer es un síntoma de un gran estrés.
- **Antes de comer, huele y disfruta del aroma del alimento.** Céntrate durante un par de minutos antes de cada comida de manera que te sientas sereno y en un estado de no estimulación.
- **Mantén una actitud distendida durante la comida,** soslayando discusiones, prisas o ver noticias negativas en la televisión. No comas si estás estresado o enfadado.
- **Come en el entorno adecuado,** sentado a la mesa con cubiertos, plato y vaso, en un lugar concreto de la casa y no delante de la televisión, en la cama, de pie... Si a la hora de comer estás fuera de casa, hazlo en un restaurante o sentado en un parque. Come en un lugar donde te sientas a gusto. De otro modo, la comida no te satisfará. Evita comer si estás de pie, caminando o conduciendo. Si no hay más remedio, en estas ocasiones elige tomar fruta. Si te toca comer en la oficina, mejor que ir directamente desde tu escritorio al comedor (¡que no ha de ser tu escritorio!), sal fuera

del edificio y da un par de vueltas alrededor de él para cambiar tu energía mental.

- **Planifica de forma realista las comidas del día siguiente:** qué comer, a qué hora, cuánta cantidad, dónde y con quién; teniendo en cuenta los días festivos, las vacaciones, los días de trabajo o estudios... Prevé también los tentempiés. Así no pasarás hambre, que te hará comer «cualquier cosa».
- **En caso de haber comido mucho** o con ansiedad alimentos que no querías, vuelve a ceñirte cuanto antes al plan de alimentación que has elegido para ti. Llegado el caso, toma una comida más ligera de lo normal o ayúdate con los ayunos o los zumos de verduras y frutas.
- **Toma cereales integrales sin gluten:** amaranto, mijo, maíz, arroz, quínoa y alforfón (conocido como trigo sarraceno) en lugar de trigo, cuscús, espelta, kamut, centeno o avena. El gluten produce alergias con bastante frecuencia, irrita el intestino y entorpece la digestión.
- **Los alimentos integrales ayudan a mantener un nivel medio de glucosa** en la sangre, de este modo no se siente urgencia por comer.
- **Los alimentos ecológicos presentan todos sus nutrientes,** por lo que hacen que sacies antes el hambre real, es decir, las necesidades nutricionales. Entonces comerás menos.
- **Los alimentos ricos en minerales ayudan a equilibrar el pH del organismo.** Éstos son las algas, las semillas y los frutos secos crudos, las verduras de hoja verde oscura y los germinados.
- **Come al menos un 50 por 100 crudo para mejorar tu capacidad digestiva.** Encuentra tu propio equilibrio entre verduras, frutas y grasas, para evitar el estreñimiento, pero sin padecer gases.
- **Observa las combinaciones adecuadas de alimentos.** Recuerda la teoría de los reyes y los siervos.
- **Come la comida diseñada para ti,** no la de tus hijos o la de un deportista si llevas una vida sedentaria.
- **Espera el tiempo suficiente entre las comidas** como para que dé tiempo a hacer la digestión y cena al menos tres horas antes de irte a la cama.

- **Elimina los estimulantes como el café o el té negro.** Puedes cambiarlos por café de cereales o té verde.
- **Toma primero los alimentos salados y luego los dulces.** De este modo comerás menos dulces y más de los alimentos de la base de la pirámide nutricional, las verduras, las frutas y los cereales integrales.
- **Ten una actitud positiva ante todas las circunstancias de la vida.** No sabemos nada, y lo que hoy te parece un fastidio puede ser algo que agradezcas enormemente mañana.
- **Vive desde el amor sin permitir que tus temores te enreden.** Si lo haces, no tienes nada que perder y sí mucho por ganar. También puedes pasarte la vida viviendo desde el miedo para comprobar, cuando te estés muriendo, que se te ha agotado el tiempo y has perdido la oportunidad de ser feliz cada día, durante todos tus días.
- **Deja de fabricar emociones negativas y repara cualquier herida personal.** ¿De qué te sirve quedarte anclado en el dolor y el sufrimiento que una vez sentiste? Pasa página, sana tu dolor y ríete de ti mismo. No te des tanta importancia, en esta enorme galaxia somos seres insignificantes.
- **Perdona sin reservas.** Cuando no perdonas, quien más sufres eres tú, porque estás reviviendo una y otra vez la ofensa que has recibido. Libérate del odio y entiende que cada cual actuamos como mejor sabemos y podemos. Todos estamos aprendiendo. Hoy por ti y mañana por mí.
- **Sé auténtico y coherente.** Quien te quiere, te quiere por quien eres de verdad. No quieras tener a tu alrededor personas que quieran a un ser que no eres tú. Es maravilloso mostrarse como uno es y darse cuenta de que no hay que hacer nada para recibir el amor de los demás. Si no te gustas, mejora, pero no finjas ser quien no eres, es agotador.
- **Vive en paz.** De nada sirve llevar una nutrición óptima si no estás en paz. De hecho, creo firmemente que puedes alimentarte como quieras y estar sano si estás en paz; pero no creo que una nutrición óptima sin paz pueda ser fuente de salud.

- **Desintoxica el cuerpo.** Elimina los venenos que hacen que tu organismo se encuentre intoxicado. Prueba las sugerencias de esta obra y planifica una depuración, una monodieta depurativa o un ayuno.
- **No lo envenenes más.** Una vez depurado tu organismo, dale lo mejor. Cuídalo como tu templo y honra el regalo que has recibido al tener un vehículo para tu alma.
- **Realiza ejercicio regular.** Recuerda el dicho *«Mens sana in corpore sano»*, que significa «Mente sana en un cuerpo sano». La salud del cuerpo retroalimenta la del alma. Somos un todo y estamos conectados en ambas direcciones. Un cuerpo sano ayuda a fortalecer el alma y le anima a observar una vida llena de virtud y paz interior.
- **Haz vida al aire libre.** Recuerda que somos animales y que la naturaleza es nuestro hábitat. Contacta con los árboles, el mar, el aire puro regularmente. La mente y el cuerpo necesitan volver a casa. Aunque vivas en un bajo interior en un edificio de una gran ciudad, recuerda que nuestra casa verdadera es el planeta Tierra, en todo su esplendor y pureza.
- **Lo importante es lo primero, después lo urgente.** O a la vez.

Se trata de disolver el bloqueo emocional que te hizo enfermar, de desintoxicar tu organismo de pensamientos dañinos y de alimentos veneno. De volver a reconectarte contigo mismo y con tu propia esencia.

- **Bendice tu cuerpo a diario y dale gracias por el enorme trabajo que hace** cada minuto para mantenerte con vida. Procúrale paz mediante una vida libre de tóxicos que incluya una alimentación adecuada. La sanación es un proceso de vuelta a la sensatez y al amor.
- **Lleva un plan diario de comidas,** anotando lo que desayunas, lo que tomas a media mañana, lo que comes, la merienda y la cena. Síguelo como una nueva rutina integrada en tu día a día.

- **Haz una lista de las actividades** en que puedes centrarte en lugar de en la comida. Así, cuando lo que comes o dejas de comer está demasiado presente en tu mente puedes desviar tu atención hacia otro tipo de tareas que te resulten estimulantes. Esta idea también es útil si sientes ansiedad por comer.
- **Mira fotos de tu yo antes y tu yo después,** ¿cómo luces ahora, una vez que has conseguido lo que quieres? Hazte una foto y pégala en algún lugar donde la veas a diario. Puede ser una foto de un momento feliz y de serenidad o donde salgas muy bien. Mantén la visión óptima de ti mismo a mano. Esta foto en la que reboses salud ha de fomentar el deseo de conservar o retornar a la mejor versión de ti mismo. Si la foto no contribuye a tu bienestar y te hace sentir culpable porque te comparas negativamente con ella, entonces omite este punto.
- **Evita culparte.** Si te vas a comer un dulce poco saludable, ¡al menos disfrútalo! La culpa estresa y el estrés no contribuye a tu bienestar. Practica el perdón contigo mismo y también con los demás. El odio y los malos sentimientos no benefician a nadie, y menos al que los siente.
- **Vive de forma sencilla y pacífica en el momento presente.** Como lo hacía el maestro de la fábula siguiente: «Antes de que muriera el maestro, los alumnos le pidieron la enseñanza más profunda. El maestro dijo: "Quiero un pastel". Los discípulos, extrañados, le trajeron el pastel. El maestro lo comió y dijo: "El pastel está rico". Y dicho esto, murió».
- **Practica la moderación.** La moderación es muy útil si lo que buscas es un resultado a largo plazo antes que una gratificación instantánea. Comer de más, cualquier cosa, aunque sean zanahorias, perjudica tu salud. Evidentemente, si lo que comes de más es algún alimento sano, te afectará menos, pero si te fijas en los animales, ninguno come cantidades grandes, sino a poquitos.
- **Ten presente que lo importante es lo que haces habitualmente,** no los hechos puntuales que te puedan desviar de tu propósito. Las excepciones son positivas y ayudan a mantener buenos hábitos en el medio plazo. Resultará más beneficioso comer algo que

no era lo que querías que sentir privación. Como la sensación de carencia despierta las ganas de lo que se echa en falta, las excepciones en realidad te ayudan a conseguir tu propósito. Dale a las cosas la importancia que tienen. Si comes un día un alimento que hubieras preferido no comer, que eso no destruya tu serenidad ni te obsesione hasta el punto de dejar tu plan y comer cualquier cosa. Mantén las cosas en perspectiva, sé amable contigo mismo y no hagas una montaña de un grano de arena.

- **Anticípate a las reuniones sociales y a las comidas fuera de casa.** Consulta las ideas de esta obra.
- **Si has comido algún alimento dañino de los que desequilibran el pH** alcalino de tu organismo, bébete un zumo de vegetales frescos, toma un batido sin lácteos o come unas verduras verdes al vapor. En esta obra dispones de recetas de zumos, batidos sin lácteos y verduras al vapor. Experimenta en la cocina hasta dar con los platos que satisfacen tu propósito nutricional.
- **Bendice tu comida y da las gracias por ella.** Da igual que seas o no religioso, se trata de la energía del amor y del agradecimiento. Tu mente es un lugar sagrado donde sólo han de entrar reflexiones e ideas positivas. Los pensamientos positivos generan acciones positivas, los que son de miedo o de carencia crean eso mismo. Cierra la puerta de tu mente a quien no es bienvenido.

Anexo

~~~~~~

Recetario alfabético
de recetas depurativas

BATIDOS VERDES

A continuación te muestro la receta base para preparar los batidos verdes que tomamos en las depuraciones propuestas en esta obra:

UTENSILIOS
- Una jarra grande de Vitamix de 2 litros (obtienes alrededor de 1750 ml).

N.º DE VASOS
Alrededor de 7 vasos de 250 ml.

INGREDIENTES
- 3 puñados grandes de hojas verdes
- De 2 a 3 piezas de fruta fresca
- 1 cucharada sopera de semillas de chía o de lino, o medio aguacate.
- 1 trozo de jengibre fresco sin pelar, como de 1 cm de lado
- 1 trozo de cúrcuma fresca sin pelar, como de 0,5 cm de lado
- Media cucharadita de canela en polvo
- Un trozo de rama de aloe vera (pelada) o, en su defecto, un buen chorro de aloe vera embotellado
- 50 ml de agua de mar
- Agua de coco hasta llenar la jarra

PROCEDIMIENTO
- Batir todo muy bien y beber durante la mañana.

CONSERVACIÓN
Te aguanta todo un día en la nevera.

NOTA
Para el ayurveda es importante que lo crudo no se mezcle con lo cocinado. Sin embargo, es necesario añadir alimentos frescos, crudos y vivos a la dieta depurativa. Por eso tomaremos un batido verde durante la mañana.

Aquí he querido recopilar las recetas de los batidos verdes que tomamos durante la semana depurativa que tiene lugar la 1.ª semana del Máster en Cocina Vegetariana presencial de la Escuela Ana Moreno. Batidos que también ofrecemos en las semanas depurativas que tienen lugar de manera bimensual en mi hotel rural, La Fuente del Gato, situado en un pequeño pueblo de 200 habitantes, Olmeda de las Fuentes, en Madrid.

Realiza cada día un mínimo de 4 tomas.

Nosotros tomamos batido verde Morenini Style para desayunar y a media mañana sin límite de cantidad. ¡Si queremos repetimos hasta 3 veces!

Para comer y cenar tomamos *kitcheree* o batidos verdes llamados «sopa energética», según la depuración que siga cada uno, también hasta estar saciados.

Aunque respetamos el *hara hachi bu* de los japoneses, e intentamos levantarnos de la mesa dejando un cuarto de la capacidad estomacal sin llenar, entendemos que depurarse no es pasar hambre, sino comer de un determinado grupo de alimentos, preparados de un modo determinado y en cantidad suficiente.

Te recomendamos que elijas alimentos ecológicos y que, aun tratándose de comida líquida, la mastiques.

Todas las recetas que te ofrezco están testadas y saben deliciosas. Dispón todos los ingredientes en cantidad similar (excepto los condimentos, de los que debes añadir sólo una pizca) en una jarra grande de una batidora potente, como la Vitamix. Llénala de agua o agua de coco hasta arriba y *voila!* Ya tienes el batido.

Ideas para batidos verdes Morenini Style

Para una jarra de Vitamix de 2 litros
Se obtienen unos 1750 ml
Salen unos 7 vasos

BATIDO DE MANDARINA Y MORAS

2 mandarinas
1 cajita de moras
Medio manojo de espinacas
Un trozo de jengibre de 1 cm
Medio aguacate
Agua de coco hasta llenar la jarra

BATIDO DE PERA, CIRUELA Y PEREJIL

1 pera
1 ciruela
Un manojo de perejil
Un trozo de jengibre de 1 cm
Medio aguacate
Agua de coco hasta llenar la jarra

BATIDO DE LIMÓN, PEREJIL Y CEBOLLINO

1 limón entero pelado
Un manojo de perejil
Cebollino al gusto
Medio manojo de espinacas
Un trozo de jengibre de 1 cm
Medio aguacate
Agua de coco hasta llenar la jarra

BATIDO DE REMOLACHA Y APIO

1 remolacha cruda
Un manojo de hojas de apio
Una cucharada de chía
Un trozo de jengibre de 1 cm
Agua de coco hasta llenar la jarra

BATIDO DE NARANJA Y MELOCOTÓN

1 naranja
1 melocotón
Medio manojo de espinacas
Una cucharada de chía
Un trozo de jengibre de 1 cm
Agua de coco hasta llenar la jarra

BATIDO DE CIRUELA, ALBAHACA Y CANELA

1 ciruela
5 hojas de albahaca
Media lechuga
1 cucharadita de espirulina en polvo
Un trozo de jengibre de 1 cm
1 cucharadita de canela en polvo
Medio aguacate
Agua de coco hasta llenar la jarra

BATIDO DE ESPINACA, MANZANA Y APIO

Medio manojo de espinacas
1 manzana
Un manojo de hojas de apio
1 cucharadita de espirulina en polvo
Una pizca de comino en polvo
Medio aguacate
Agua de coco hasta llenar la jarra

BATIDO DE MANDARINA Y FRAMBUESA

1 mandarina
Una cestita de frambuesas
Una cucharada de chía
Un trozo de lechuga
Un manojo de hojas de apio
Agua de coco hasta llenar la jarra

BATIDO DE TOMATE Y ALBAHACA

1 tomate
Un manojo de hojas de apio
Un trozo de pimiento rojo
Medio pepino
Unas hojas de albahaca
Medio aguacate
Agua de coco hasta llenar la jarra

BATIDO DE KIWI Y CIRUELA

1 kiwi
1 ciruela
Media lechuga
Medio aguacate
Agua de coco hasta llenar la jarra

BATIDO DE KIWI, CIRUELA SECA Y ESPINACA

1 kiwi
1 ciruela seca
Un manojo de espinacas
Un trozo de jengibre de 1 cm
Medio aguacate
Agua de coco hasta llenar la jarra

BATIDO DE MANGO Y AGUACATE

1 mango
Un manojo de espinacas
Un trozo de jengibre de 1 cm
Medio aguacate
Agua de coco hasta llenar la jarra

BATIDO DE ARÁNDANOS Y ESPINACA

1 cestita de arándanos
Un manojo de espinacas
Un trozo de jengibre de 1 cm
Medio aguacate
Agua de coco hasta llenar la jarra

BATIDO DE PAPAYA Y ESPINACAS

Media papaya
Un manojo de espinacas
Medio pepino
Una cucharadita de espirulina
Un trozo de jengibre de 1 cm
Medio aguacate
Agua de coco hasta llenar la jarra

BATIDO DE PIÑA Y HIERBABUENA

Media piña natural pelada pero con el centro
3 hojas de hierbabuena
1 limón entero pelado
Agua de coco hasta llenar la jarra

BATIDO DE CHÍA, ARÁNDANOS Y HIERBABUENA

2 cucharadas soperas de semillas de chía
3 hojas de hierbabuena
2 cucharadas soperas de arándanos frescos
Un trozo de jengibre de 1 cm
Agua de coco hasta llenar la jarra

BATIDO DE PERA Y ENELDO

2 peras
1/4 de ramillete de eneldo
Un trozo de jengibre de 1 cm
Agua de coco hasta llenar la jarra

BATIDO DE PEREJIL, PERA Y ALOE VERA

1 rama de perejil
3 peras
1 limón entero pelado
1 cucharada sopera de pulpa de aloe vera
Un trozo de jengibre de 1 cm
Agua de coco hasta llenar la jarra

BATIDO DE SANDÍA CON LIMÓN
1 sandía
1 limón entero pelado
2 cucharadas soperas de germinados
Agua de coco hasta llenar la jarra

BATIDO DE MELÓN CON LECHUGA ROMANA
Medio melón pelado y despepitado
Media lechuga romana
1 limón entero pelado
2 cucharadas soperas de germinados
1 cucharadita de reishi en polvo
1 vaso de té verde helado
Agua de coco hasta llenar la jarra

BATIDO DE MANZANA, PEREJIL Y ARÁNDANOS
3 manzanas pink lady
1 cestita de arándanos
1 limón entero pelado
1 manojo de perejil fresco
Un trozo de jengibre de 1 cm
Agua de coco hasta llenar la jarra

BATIDO DE APIO Y MANGO
1 mango
4 ramas de apio
1 limón entero pelado
Un trozo de jengibre de 1 cm
Agua de coco hasta llenar la jarra

BATIDO DE SANDÍA Y FRAMBUESA
Media sandía pelada
1 cestita de frambuesas
Media lechuga
Un trozo de jengibre de 1 cm
Agua de coco hasta llenar la jarra

BATIDO DE PEREJIL, NARANJA Y MANGO
1 ramillete de perejil
1 cucharada sopera de germinados
2 naranjas
1 limón entero pelado
1 mango
Un trozo de jengibre de 1 cm
Agua de coco hasta llenar la jarra

BATIDO DE SANDÍA Y HIERBABUENA
1 sandía pelada
1 limón entero pelado
2 cucharadas soperas de germinados
Medio ramillete de hierbabuena
Un trozo de jengibre de 1 cm
Agua de coco hasta llenar la jarra

BATIDO DE PIÑA CON AGUA DE COCO
1 piña pelada pero con el corazón
Un trozo de jengibre de 1 cm
Agua de coco hasta llenar la jarra

BATIDO DE MANGO, MANZANA Y PEREJIL

2 mangos
1 manzana pink lady
2 manojos de perejil
1 cucharada sopera de germinados
Un trozo de jengibre de 1 cm
Agua de coco hasta llenar la jarra

BATIDO DE MANZANA Y CANELA

2 manzanas fuji
1 lechuga romana
1 limón entero pelado
1 cucharada sopera de germinados
Media cucharadita de canela en polvo
Media cucharadita de nuez moscada
Un trozo de jengibre de 1 cm
Agua de coco hasta llenar la jarra

BATIDO DE MELOCOTÓN, PERA Y ALOE VERA

2 melocotones
1 pera
1 cucharada sopera de aloe vera
Un trozo de jengibre de 1 cm
Agua de coco hasta llenar la jarra

BATIDO DE MANZANA Y KIWI

2 manzanas
2 kiwis
1 limón entero pelado
Un trozo de jengibre de 1 cm
Agua de coco hasta llenar la jarra

BATIDO DE MELOCOTÓN Y MENTA
2 melocotones
1 limón entero pelado
10 hojas de menta fresca
Un trozo de jengibre de 1 cm
Medio aguacate
Agua de coco hasta llenar la jarra

BATIDO DE MANGO, NARANJA Y ROMERO
1 mango
2 naranjas
1 limón entero pelado
Las hojas de 2 ramas de romero
Un trozo de jengibre de 1 cm
Agua de coco hasta llenar la jarra

BATIDO DE MELÓN Y PEREJIL
Medio melón grande pelado y despepitado
Medio ramillete de perejil fresco
Un trozo de jengibre de 1 cm
Agua de coco hasta llenar la jarra

BATIDO DE PIÑA, MANGO Y JENGIBRE
1 piña pelada pero con el tronco
1 mango
1 limón entero pelado
1 cucharadita de espirulina en polvo
Un trozo de jengibre de 1 cm
Agua de coco hasta llenar la jarra

BATIDO VERDE DE MELÓN, CÚRCUMA Y CANELA
Medio melón grande pelado y despepitado
1 limón entero pelado
Media cucharadita de cúrcuma en polvo
Media cucharadita de canela en polvo
Un trozo de jengibre de 1 cm
Agua de coco hasta llenar la jarra

BATIDOS VERDES LLAMADOS «SOPA ENERGÉTICA»

A continuación, te muestro la receta base para preparar los batidos verdes llamados «sopa energética» que tomamos en las depuraciones propuestas en esta obra, con ingredientes para 1 persona:

Germinados y verdes:
- 1 cucharadita de germinados de alfalfa
- 1 cucharadita de otros germinados a tu elección, por ejemplo lentejas (cuidado con los germinados de sabor picante como rabanitos, porque pueden arruinarte la sopa; vía libre con germinados neutros como los de alfalfa o col lombarda)
- Un buen puñado de hojas de espinacas baby

Parte grasa:
- Medio aguacate o media cucharadita de semillas de lino o chía

Fruta:
- Media manzana
- Media piña o papaya o mezcla de ellas

Otros (si no tienes alguno, puedes omitirlo):
- Media cucharada de chucrut o kimchi vegetariano sin pasteurizar (aunque se puede omitir, mejor, *véanse* las recetas a continuación)
- 1 limón entero pelado

- Una pizca de jengibre fresco
- Una pizca de cúrcuma
- Medio diente de ajo
- Verduras variadas como calabacín, zanahoria, espárragos, pimiento rojo...

Para triturar todo:
- Un chorrito de agua de mar, y completar con agua de coco o agua filtrada, hasta casi cubrir los ingredientes.

PROCEDIMIENTO
- Bate todos los ingredientes hasta que quede una crema fina y agradable.

NOTA
Esta sopa debe consumirse en el día, si se guarda para el día siguiente disminuyen sus propiedades.

Ideas para batidos verdes llamados «sopa energética» Morenini Style

Para una jarra de Vitamix de 2 litros
Se obtienen unos 1750 ml
Salen unos 7 vasos

SOPA ENERGÉTICA DE PAPAYA
Media papaya
Un buen manojo de hojas de apio
Una cucharada sopera de semillas de lino
Una cucharada sopera de chucrut
Una cucharada sopera de lentejas germinadas
1 limón entero pelado
1 zanahoria
Un trozo de jengibre de 1 cm

Medio aguacate
Agua de coco hasta llenar la jarra

SOPA ENERGÉTICA DE ESPINACAS Y PAPAYA
Media papaya
1 manzana
Medio calabacín
Un manojo de espinacas
Un manojo de hojas de apio
Una cucharada sopera de kimchi
Una cucharada sopera de chía
Medio pepino
1 limón entero pelado
Un trozo de jengibre de 1 cm
Medio aguacate
Agua de coco hasta llenar la jarra

SOPA ENERGÉTICA DE MANZANA Y PIÑA
1 manzana
Media piña
1 zanahoria
2 espárragos verdes
Un manojo de espinacas
Una cucharadita de canela
Una cucharadita de espirulina en polvo
Una cucharada sopera de chucrut
1 limón entero pelado
Un trozo de jengibre de 1 cm
Medio aguacate
Agua de coco hasta llenar la jarra

COMPOTA DE MANZANA

UTENSILIOS

- Un cuchillo preferentemente de cerámica
- Una cacerola con tapa
- Una pala de madera para remover

N.º DE RACIONES

Para 1-2 raciones

INGREDIENTES

- 1 manzana
- 1 pera
- 2 ciruelas secas deshuesadas
- 1 rama de canela
- Un par de clavos de olor
- Una pizca de sal marina
- Un vaso de agua filtrada

PROCEDIMIENTO

- Pica en dados las frutas sin pelarlas (si son ecológicas).
- Pica las ciruelas secas en cuatro trozos cada una.
- Pon todos los ingredientes en la cazuela.
- Añade un vaso de agua filtrada.
- Cocina todo junto hasta que todos los ingredientes se integren en esta especie de mermelada.

CONSERVACIÓN

Dura 4 días en la nevera.

NOTA

Puedes añadirle zumo de limón una vez cocinada.

CHUCRUT

El chucrut es el alimento fermentado estrella y debería ingerirse a diario. Las bacterias ácido lácticas inician la fermentación cuando la planta se encuentra en trozos, por la ruptura de sus tejidos, y completamente sumergida en sus propios jugos o en salmuera (que extrae sus jugos):

- Estimula el peristaltismo intestinal.
- Disminuye la tensión arterial.
- Además de todos los beneficios que contienen todos los alimentos fermentados, el chucrut destaca porque posee ácido colina, que es un neurotransmisor que presenta las siguientes propiedades: calma e induce al sueño y mejora la memoria, su función es transmitir el impulso nervioso y suele ser deficitario en personas enfermas de alzhéimer.

UTENSILIOS

- Licuadora o extractora de zumo y frasco de cristal con cierre de clip o de palanca

INGREDIENTES

- 1 col verde (repollo)

PROCEDIMIENTO

- Pica la col.
- Licúala (es decir, introdúcela en un extractor de zumos para hacer zumo de col).
- Una vez obtenidos el zumo por un lado y la pulpa por otro, mezcla el zumo con la pulpa hasta obtener una especie de puré grumoso.
- Envasa la mezcla en un frasco de cristal completamente lleno.
- Tapa herméticamente idealmente con cierre de clip o de palanca.
- Colócalo encima de una bandeja para no manchar la encimera cuando supure líquido como consecuencia de la fermentación.
- Espera 3-5 días, según sea verano o invierno, respectivamente, y ya está el chucrut listo.

CONSERVACIÓN

Se conserva en la nevera durante 3 semanas.

NOTAS

El proceso para hacer chucrut no tiene por qué llevar sal, el chucrut preparado así es un alimento ideal para hipertensos. Puedes usar repollo morado o col verde, o una mezcla de ambos.

Te preguntarás si conozco alguna marca de chucrut bío sin pasteurizar. Lo ideal es hacerlo nosotros mismos, pues es un poco complicado encontrarlo sin pasteurizar, existen algunas marcas, como la inglesa Raw Health. En su página web vienen los distribuidores fuera de Inglaterra.

En España disponemos de la marca Holandesa Naturel Zuurkool, más información en www.zuurkoolrecepten.nl.

VEGGIECRUT

Es una versión del chucrut en la que se añaden otros vegetales además de la col verde o repollo. Puedes preparar veggiecrut disponiendo la col además de otros vegetales por capas, como zanahoria, pimiento verde, apio, coliflor, remolacha. Puedes utilizar el mismo procedimiento (hacerlos zumo y mezclar ambos por capas) y decorar un precioso tarro de cristal con los diferentes colores.

— La oración del chucrut —

Seres incontables que no puedo ver, gracias
por vuestras transformaciones.
Que me nutráis como yo os nutro a vosotros.
Que medréis en mí como yo medro en la Tierra.
Que en todos los mundos siga la nutrición al hambre
como sigue el eco al grito.

Extraído de *El arte de la fermentación*, de Sandor E. Katz

CREMAS DE VERDURAS «MORENINI STYLE»

La que sigue es una «receta llave» para preparar infinitas cremas de verduras con el mismo sistema.

Se trata de poner en una cacerola la verdura de tu elección, bien troceada, añadir puerro o cebolla picados, cubrir todos los ingredientes con agua pura, a ser posible filtrada, y cocer durante unos 20 minutos.

INGREDIENTES
Elige una de las siguientes combinaciones de verduras cada vez:
- 30 por 100 puerro/cebolla + 70 por 100 calabaza
- 30 por 100 puerro/cebolla + 70 por 100 calabacín
- 30 por 100 puerro/cebolla + 70 por 100 trigueros
- 30 por 100 puerro/cebolla + 70 por 100 coliflor
- 30 por 100 puerro/cebolla + 70 por 100 brócoli
- 30 por 100 puerro/cebolla + 70 por 100 espinaca
- 30 por 100 puerro/cebolla + 70 por 100 tomate
- 30 por 100 puerro/cebolla + 70 por 100 pimiento
- 30 por 100 puerro/cebolla + 30 por 100 coliflor + 40 por 100 brócoli

NOTA
Mejor que no mezcles todas las verduras entre sí para que todos los purés no te parezcan el mismo. Opcionalmente puedes añadir un trocito de apio, que actúa como condimento y potencia el sabor.

PROCEDIMIENTO
- Una vez cocida la verdura de tu elección y el puerro o la cebolla, rectifica el sabor con una pizca de sal marina atlántica y añade un chorrito de aceite de oliva de primera presión en frío.
- Bate bien la crema hasta adquirir el punto de pomada. Obtendrás una crema realmente exquisita.

NOTA
Verás que no es necesario añadir ni patata, ni nata, ni quesitos, ni hacer un sofrito previo ni cocinar la sal o el aceite de oliva. Si estás

acostumbrado a incluir la patata para espesar tus cremas de verduras, cámbiala por la coliflor, con la que conseguirás el mismo efecto espesante pero manteniendo el índice glucémico a raya. Si no te gusta la coliflor, añade cebolla en lugar de patata y conseguirás un efecto similar.

DULCES

A continuación, te ofrezco dos ideas Morenini para satisfacer tus necesidades de dulce, pero que en lugar de contener alimentos que acidifican el pH de la sangre, como huevos, lácteos y azúcar, se basan en alimentos ricos en ácidos grasos esenciales, vitamina E, hierro y calcio. El sabor y la textura son similares a los de los postres habituales de chocolate.

TRUFAS DE CHOCOLATE

Para preparar unas trufas de chocolate sin azúcar, sigue estos pasos:
- Remoja por separado la misma cantidad de dátiles que de nueces.
- Pasadas 4 horas, escurre los dátiles y reserva el agua de haberlos remojado.
- Quítales la semilla y resérvalos.
- Escurre y desecha el agua de haber remojado las nueces.
- Enjuágalas bien.
- Con ayuda del robot de cocina, tritura juntos las nueces y los dátiles, añadiendo unas gotas de agua del remojado de los dátiles.
- Refrigera la pasta resultante un par de horas. Después forma trufas redondas, pasa algunas por cacao en polvo y otras por coco rallado.

FALSA MOUSSE DE FALSO CHOCOLATE

Para preparar una mousse de chocolate sin azúcar y sin huevo, sigue los siguientes pasos:

- Bate un aguacate con un poco de cacao en polvo y sirope de agave al gusto.
- Una vez obtenida la «mousse de chocolate» dispón la mousse en copas de cristal y refrigérala un par de horas antes de servirla.
- En el momento de comerla puedes adornarla con frambuesas frescas.

ENSALADAS DE HORTALIZAS

Una ensalada puede ser abundante y lo ideal es que tomes una en cada comida.

- Elige una hoja verde como rúcula, berros, canónigos, mézclum, lechuga, cogollos, escarola, endibias, achicoria... y una o varias hortalizas, que pueden ser tomate, pepino, aguacate, pimiento, cebolla, apio, rabanito, aceitunas, remolacha...
- Añade semillas crudas o germinadas.
- Después aliña con sal marina, aceite de oliva y zumo de limón.

Si estás acostumbrado a consumir platos muy elaborados, una ensalada sencilla te puede sonar aburrida. Sin embargo, por más que te atraiga un plato de cocina francesa *gourmet,* con sus salsas y florituras, el organismo responde con salud y energía ante los platos más sencillos. Al cuerpo le gusta que actúes en sintonía con la naturaleza y la vida sana y sencilla.

Esta sensación de bienestar no es para ser leída, sino para ser vivida. Es un reconocimiento a tu verdadera esencia y naturaleza. Si sales a cenar a un restaurante de lujo y ves en la carta una ensalada tan natural, puede que la descartes y elijas un plato más sofisticado. Sin embargo, si está preparada con ingredientes auténticos, cuando la comes, sientes el gozo de cuidarte y el sabor de lo que es de verdad.

Una ensalada nutritiva de verdad se prepara con ingredientes ecológicos: por ejemplo, una lechuga buena, crujiente, fresca, que tiene sabor, un tomate que huele a planta y un aguacate cremoso y en su punto, aliñada con sal marina y no sal química y aderezada con un aceite de oliva oscuro, denso y puro, de sabor fuerte y real.

ENSALADAS DE LEGUMBRES

Sigue la misma receta que para preparar una ensalada de hortalizas y añade legumbres ya cocidas. Puedes servir la ensalada templada.

INFUSIÓN DE JENGIBRE Y CANELA

UTENSILIOS
- Una cacerola grande con tapa

N.º DE RACIONES
Según el tamaño de la cacerola, varias tazas

INGREDIENTES
- 2 ramitas de canela
- 1 trozo de jengibre fresco del mismo tamaño que el dedo pulgar de una mano

PROCEDIMIENTO
- Pica en 3 trozos el jengibre (sin pelar).
- Pon el jengibre y la canela en la cacerola.
- Llena la cacerola de agua.
- Hierve durante 5 minutos.

CONSERVACIÓN

Puedes calentar y recalentar la infusión, añadiendo más agua cada vez si es preciso, hasta un máximo de 3 días, sin necesidad de sustituir ni añadir ningún ingrediente, ni canela ni jengibre.

Después de los 3 días desecha la canela y el jengibre.

Mantén la infusión a temperatura ambiente.

NOTA

También puedes añadir las cáscaras de una piña ecológica y hervir todo junto.

Además, puedes añadir pimienta negra, cayena, albahaca y cardamomo, dado que ayudan en el proceso de eliminación. Las hierbas más apropiadas para la primavera son jengibre, pimienta negra, comino, cilantro e hinojo.

KIMCHI

El kimchi es un alimento fermentado indispensable en todas las mesas coreanas, de sabor salado y picante, hecho a partir de col china. Es Patrimonio Cultural Inmaterial de la Humanidad de la Unesco, debido a su legado en la cultura coreana, tras iniciativas de Corea del Sur en 2013 y de Corea del Norte en 2015.

- Contiene gran cantidad de vitamina C (sobre todo por su elevada concentración en col, brócoli y guindilla) y carotenos, así como cantidades sustanciales de proteínas, carbohidratos, calcio y vitaminas B1 y B2.
- La guindilla contiene capsaicina, que alivia el dolor de la artritis, así como licopeno, que junto a la vitamina C, constituyen uno de los mejores antioxidantes. Su contenido en antioxidantes depura el organismo y lo libera de la influencia degenerativa de los radicales libres.
- La fermentación láctica a la que se someten las verduras por medio de la sal, hace que se predigieran, y al ser mejor digeridas, las sustancias nutritivas se asimilan mejor.

- Por ello, debido a sus propiedades antioxidantes unidas a las del ácido láctico, las verduras se conservan de manera ideal, aun cuando están bien picadas para favorecer el proceso del ácido láctico.
- Como los demás fermentados, el kimchi ayuda a combatir un buen número de hongos, bacterias y virus, y favorece la regulación intestinal y la sensación de hacer bien las digestiones, lo que se consigue añadiendo un poco de kimchi a los platos principales de cereales o legumbres.
- El kimchi es el alimento cardiosaludable por excelencia, debido a la inclusión de ajo fermentado, pues el ajo contiene:
  - Selenio, que favorece la eliminación de colesterol malo (LDL) de las paredes arteriales.
  - Alicina, que trabaja con la cebolla para elevar los niveles de las moléculas de transporte de colesterol bueno (HDL) que llevan el colesterol (LDL) a la vesícula, por lo que reduce del colesterol malo y los niveles altos de triglicéridos.
  - Glutathion peroxidasa, que amplía la disponibilidad de la vitamina C.

UTENSILIOS
- Un tarro de cristal con cierre de palanca
- Un cuchillo preferentemente de cerámica
- Una tabla de madera para cortar sobre ella
- Resulta muy útil un robot de cocina tipo Thermomix o Cuisinart, o incluso el accesorio picador de la minipímer

INGREDIENTES DE LA VERSIÓN MORENINI, ESPAÑOLIZADA Y VEGETARIANIZADA
Verduras:
- 1 col china sin el tronco, también puedes usar una col verde o una col lombarda
- 1 brócoli
- 1 zanahoria grande
- 1 cebolla pequeña

- 3 dientes de ajo
- Semillas de comino
- 1 cucharada sopera de sal marina

Ingredientes para el adobo españolizado:
- 1 cucharada de aceite de oliva virgen extra de primera presión en frío
- 1 cucharada de aceite de coco
- 2 cucharadas de pimentón dulce molido
- Unas 10 pimientas de cayena o pimentón picante molido al gusto (¡si te gusta muy picante, no te cortes!). Aunque es parte de la receta gracias a sus efectos terapéuticos, si no se tolera el picante se puede disminuir e incluso omitir.
- 2 dientes de ajo fresco
- 2 dientes de ajo negro
- Jengibre fresco al gusto
- 1 limón entero pelado
- Medio vasito de vinagre ecológico de manzana
- 1 cucharada sopera de miso sin pasteurizar
- Tomillo y orégano secos al gusto
- ¡Y cualquier ingrediente con mucho sabor que te apetezca!

PROCEDIMIENTO

- Separa las hojas de la col china y quítales el tronco. Pica la col china en juliana muy fina para que los trozos presenten la mayor superficie de contacto con la sal. Así, el proceso del ácido láctico se iniciará de forma rápida y uniforme favoreciendo la conservación y las buenas propiedades del kimchi, excluyendo los microbios que no forman parte del proceso del ácido láctico.
- Verás cómo los colores de las verduras se avivan en vez de palidecer en cuanto se añade la sal inmediatamente después de cortar las verduras. La sal también fermentará, por lo que será más asimilable y menos perjudicial, aun así, como ya sabes, es importante usar sal sin refinar, sin conservantes ni antiapelmazantes, como la sal marina o la sal del Himalaya.

- Sigue cortando las verduras (brócoli, zanahoria, cebolla, ajo...) por tandas, aplicándoles algo de sal, mezclándolas con las manos y añadiéndolas todas juntas a un enorme cuenco de cristal donde las irás mezclando con la col china picada.
- Después de preparar todas las verduras, mientras la sal empieza a hacer su efecto, preparamos el adobo triturando muy bien todos los ingredientes con ayuda de la batidora; ajustando el picante a nuestro gusto, tiene que quedar una pasta lisa con la que podamos untar las verduras con facilidad.
- Añade el adobo a las verduras saladas mediante movimientos envolventes.
- Dispón todos los ingredientes llenando hasta arriba un tarro de cristal con cierre hermético de palanca bien cerrado a presión.
- Antes de cerrar el tarro, pon un circulito de papel de hornear encima del kimchi, para evitar que se oxide la superficie y que así no le salga moho.
- Déjalo fermentar a temperatura ambiente durante 3-5 días, según si es verano o invierno, respectivamente. Recuerda poner el bote de cristal sobre un plato, pues una vez comenzada la fermentación, empezará a supurar, debido a la presencia de gas carbónico, que empuja la tapa hacia arriba. Así evitarás que se ensucie la encimera o el armario de la cocina. Como con el resto de alimentos fermentados, cuanto más tiempo se fermenta, más intenso es su sabor, por lo que llegado un punto sabrá demasiado fuerte.

CONSERVACIÓN

Una vez fermentado, se conserva bien cerrado en la nevera alrededor de 3 semanas. Cada vez que comas un poco de kimchi, aplana la superficie y cúbrela con un circulito de papel de hornear, para que no esté en contacto con el oxígeno y no le salga moho. Después tápalo con su tapadera, idealmente de cristal si lo envasas en un tarro con cierre de clip. Si le sale moho, no te preocupes, retira la parte superior, pues lo de debajo no se habrá estropeado. Lo ideal es ir trasladando el kimchi a un tarro más pequeño conforme vayas consumiéndolo, para que no esté tan expuesto al aire.

CUÁNTO KIMCHI O CHUCRUT TOMAR CADA DÍA

Se puede tomar una cucharada sopera o más en cada comida acompañando a las recetas como saborizante o como guarnición.

NOTA

El kimchi se usará como el Avecrem, pero en su versión saludable, es decir, como condimento para otros platos, como sopas, guisos, patés... Eso sí, recuerda añadirlo siempre al final de la cocción, pues ya sabes que todos los fermentados pierden sus propiedades probióticas (no así las demás; salvo la vitamina C y algunas enzimas), cuando se calientan a más de 47 °C.

KITCHEREE

UTENSILIOS
- Una cacerola con tapa
- Una pala de madera para remover
- Un cuchillo para picar
- Una tabla de madera para picar sobre ella

N.º DE RACIONES
Para 6 raciones

INGREDIENTES
- 4 cucharadas de aceite de coco
- 1 diente de ajo picado
- 1 trozo de jengibre fresco de 2 cm de lado, bien picado
- 1 cucharada sopera de curry en polvo
- 1 cucharadas soperas de semillas de comino
- 1 cucharada sopera de semillas de anís verde o de hinojo
- 1 rama de canela
- 100 g de lenteja partida y pelada dhal
- 200 g de arroz basmati
- 3 litros de caldo vegetal
- 1 cucharadita de asafétida (opcional)

- 50 ml de agua de mar
- 1 cucharada sopera de sal del Himalaya

PROCEDIMIENTO
- Sofríe ligeramente el ajo y el jengibre en el aceite de coco.
- Añade las semillas de comino y anís (o hinojo) y la rama de canela.
- Añade el curry en polvo.
- Tuéstalos ligeramente hasta que comiences a percibir el aroma.
- Añade el caldo vegetal, la asafétida, el agua de mar y la sal del Himalaya.
- Cuando hierva, baja el fuego y puedes hacer 2 cosas:
- Si lo vas a consumir en el momento: añade la lenteja y el arroz basmati y cocina durante 15-20 minutos o hasta que el arroz y el dhal estén tiernos. Servir.
- Si vas a comer *kitcheree* durante todo el día o varios días: reserva el caldo base del *kitcheree* sin añadirle arroz ni dhal. Cocina la lenteja dhal y el arroz aparte, cada uno por separado, guárdalos así mismo por separado, y añádelos directamente al caldo base caliente cada vez que vayas a tomar *kitcheree*.

CONSERVACIÓN
Aguanta hasta 3 días en la nevera, pero el arroz va consumiendo el caldo y se va quedando hecho unas gachas con textura tipo engrudo.

Para corregir esto puedes añadir caldo de verduras en el momento en que lo vayas a consumir y rectificar de sal.

También puedes cocinar la lenteja dhal y el arroz aparte, guardarlo por separado y añadirlo directamente cuando lo vayas a consumir.

PATÉS VEGETALES

Los patés vegetales son otra opción para ensalzar platos sencillos de verduras. También acompañan crudités, visten platos de cereales o legumbres cocidas y rellenan sándwiches junto a hojas verdes, rodajas de tomate natural, de pepino y germinados.

PATÉ DE REMOLACHA, ZANAHORIA Y APIO

Dispón en el vaso de la batidora aguacate, remolacha, zanahoria y apio picados, añade aceite de oliva, zumo de limón y sal marina. Puedes añadir una pizca de jengibre. Bate bien todos los ingredientes. Ayuda a aplacar los deseos de dulces.

PATÉ DE ALGAS

Remoja toda la noche y por separado 3 tiras de algas espagueti de mar y 2 cucharadas soperas de semillas de cáñamo. Escurre el agua y bate el conjunto con un cuarto de cebolla dulce, aceite de oliva y zumo de limón al gusto, y una pizca de sal marina, añadiendo un poco de agua.

HUMMUS SIN GARBANZO

Tritura un calabacín crudo y pelado con una cucharada sopera de tahini o pasta de sésamo, aceite de oliva, zumo de limón y sal marina. En lugar de la sal marina, puedes añadir una ciruela umeboshi. Otra variante es el hummus de pimiento rojo. Es la misma receta sólo tienes que sustituir el calabacín por un pimiento.

TAPENADE

Se trata de triturar aceitunas negras o verdes sin hueso, con nueces, pimiento rojo y aceite de oliva.

PATÉ DE ALCACHOFAS

Tritura alcachofas cocidas con tomate seco, almendras o piñones (opcional), zumo de limón y un chorrito de aceite de oliva.

PATÉ DE LENTEJAS

Tritura lentejas cocidas ya salpimentadas, con cebolla cruda y un chorrito de aceite de oliva y limón

SALSAS Y ALIÑOS

SALSA DE AJO Y PEREJIL

Se prepara mezclando ajo picado, perejil fresco picado, aceite de oliva, zumo de limón y sal marina.

SALSA DE AJO Y ORÉGANO

Mezcla ajo picado, orégano seco, aceite de oliva, zumo de limón y sal marina.

SALSA DE REMOLACHA, ZANAHORIA Y APIO

Dispón en el vaso de la batidora remolacha, zanahoria y apio picados, añade aceite de oliva, zumo de limón y sal marina. Puedes añadir una pizca de jengibre. Bate bien todos los ingredientes y aliña con ella las verduras.

VACIADO HEPÁTICO
UTENSILIOS
- Un cuchillo, a ser posible de cerámica
- Una tabla de madera para cortar
- Una buena batidora
- Un exprimidor de cítricos

- Un medidor de mililitros
- Una cucharita

N.º DE RACIONES
Para 1 persona

INGREDIENTES
- 20 ml de zumo de limón
- Una pizca de jengibre fresco
- 1 diente de ajo
- 2 cucharadas de aceite de oliva virgen extra
- 100 ml de zumo de naranja
- Media cucharadita de pimentón

PROCEDIMIENTO
- Batir todo muy bien, que quede suave y agradable.
- Servirlo en vaso de chupito.

CONSERVACIÓN
Consumir máximo en 3 días.

NOTA
Se toma justo antes de comenzar una depuración y para terminarla. Estimula la limpieza del hígado y de la vesícula biliar y minimiza los efectos secundarios de la depuración.

VERDURAS AL VAPOR
UTENSILIOS E INGREDIENTES
- Una olla con tapa
- Agua pura filtrada
- La verdura de tu elección: puede ser de la familia de las coles (coliflor, brócoli, romanescu, coles de Bruselas, repollo, lombarda...), hojas verdes (espinacas, berza, acelgas, borraja, cardo...), alcachofas, judías verdes, hinojo, puerro, espárragos, calabaza, calabacín...

- Sal marina
- Pimienta (opcional)
- Cúrcuma (opcional)
- Levadura nutricional (opcional)
- Aceite de oliva virgen extra

PROCEDIMIENTO
- Dispón un dedo de agua en una olla que tenga tapa y pon encima las verduras cortadas, que llenarán toda la olla.
- Coloca encima la tapa de la olla y cuece durante unos pocos minutos, hasta que las verduras estén tiernas pero conserven un color verde intenso.
- Cuando el color de las verduras es apagado, significa que nos hemos pasado con la cocción o que hemos puesto demasiada agua.
- Saca las verduras de la olla y reserva el líquido, que se habrá coloreado.
- Las verduras están listas para ser consumidas, tan sólo necesitan que les añadas una pizca de sal marina y un chorrito de aceite de oliva.

NOTA
Otras opciones son añadir cúrcuma y pimienta negra, levadura nutricional y luego el chorrito de aceite de oliva. También puedes añadir un poco de miso al líquido de cocción y beberlo como un caldo vegetal antes de tomar las verduras.

Si comer las verduras así no te resulta fascinante, puede ser que tengas embotados los sentidos. En este caso te conviene comer más sano y redescubrir los sabores más auténticos. Cuando tu paladar aprende a reconocer lo genuino, es capaz de disfrutar con ello.

ZUMOS DEPURATIVOS

Los zumos de verduras y frutas naturales, es decir, los que no se venden envasados, que normalmente están pasteurizados para aumentar su vida útil, son los que haces tú mismo en casa con la licuadora o con el exprimidor de cítricos y constituyen un excelente depurativo.

Si los preparas con frutas, como al licuarlas se las despoja de su fibra, estos zumos pueden aumentar la glucemia en sangre y hacer trabajar de más al páncreas. En este caso, conviene rebajarlos al 50 por 100 con agua y beberlos muy lentamente, paladeando cada sorbo y no del tirón.

Mejor sería que los preparases con verduras. Para que el sabor no sea muy fuerte, a los zumos de verduras puedes añadirles una manzana verde (la ácida), una zanahoria, un limón y un pepino; pero siempre añadiendo más cantidad de verduras que de frutas, las frutas sólo deben cumplir la función de mitigar el sabor fuerte de las verduras. Para evitar un desequilibrio con el nivel de azúcar en sangre, es preferible elegir zumos de verduras antes que de frutas o una mezcla de ambos donde predominen las verduras.

Recuerda, los zumos se hacen con la licuadora, no con la batidora, eso sería un batido. Igual esto te parece muy obvio, pero me lo han preguntado muchísimas veces. Un batido se hace triturando con la batidora la fruta y las semillas; un zumo se prepara licuando la fruta o la verdura con la licuadora.

Una cura sencilla puede seguirse ingiriendo únicamente zumos de frutas y hortalizas naturales. Hablamos del ayuno con zumos. Puedes seguirlo tan sólo un día a la semana, de manera sistemática, para depurar tu organismo y dejar reposar un poquito la maquinaria vital. En este caso, tomar hasta 1 litro de zumo dividido en 3 tomas. Bébelo despacio, para suavizar el aumento del índice de glucemia en sangre.

A continuación, te presento varios ejemplos y mis zumos depurativos preferidos.

Para preparar un zumo depurativo básico, lava y licúa los siguientes ingredientes, preferentemente ecológicos:

- 1 rama de apio
- 1 limón entero pelado
- 1 pepino
- 1 trocito de jengibre de 1 cm de lado
- 1 fruta (opcional) como manzana verde, pera, o una verdura dulce como remolacha o zanahoria, para modificar el sabor
- 1 puñado de verdura de hoja verde (opcional)

Otras opciones son:
- Apio, limón, pepino, jengibre, remolacha y perejil
- Apio, limón, pepino, jengibre, manzana y espinacas
- Apio, limón, pepino, jengibre, pera y rúcula
- Apio, limón, pepino, jengibre, fresas/frutos rojos
- Apio, limón, pepino, jengibre, zanahoria y perejil

Es especialmente beneficioso en ayunas todos los días. También antes de las comidas o a media mañana y a media tarde.

La granada es la única fruta que no modifica los niveles de azúcar de las personas diabéticas. El zumo de granada, tomado en ayunas todos los días, durante un largo período de tiempo, regenera la sangre y todos los humores del organismo, frena los procesos de envejecimiento y la aparición de enfermedades degenerativas. Útil en hipertensión y retención de líquidos, lo que hace que sea recomendable en caso de padecer gota, exceso de ácido úrico y obesidad.

Puedes preparar un zumo de granada partiendo en dos la granada y exprimiéndola con un exprimidor de cítricos. Es recomendable beberla inmediatamente, a ser posible en ayunas, todos los días. Si quieres, puedes añadirle el zumo de un limón.

ZUMOS ESPECÍFICOS PARA CASOS CONCRETOS:
- **Zumo para el dolor de garganta:** Zumo de cebolla cruda.
- **Zumo para limpiar las vías respiratorias:** Medio limón, una cucharada grande de zumo de jengibre fresco o en polvo y 200 ml de agua destilada. Limpia el pulmón de mucosidades. Tomar 4-5 veces al día.

- **Zumo para tratar la anemia:**
  - Opción 1: 250 g de zanahorias, 150 g de apio, 50 g de perejil y 50 g de endibias.
  - Opción 2: 400 g de zanahorias y 100 g de remolacha.
- **Zumo para la convalecencia:** 320 g de zanahorias, 100 g de espinacas, 60 g de perejil y 20 g de apio.
- **Zumo para tratar la gripe (vitamina C):**
  - Opción 1: 300 g de zanahorias y 200 g de espinacas.
  - Opción 2: 200 g de zanahoria, 100 g de lechuga, 100 g de judías verdes y 100 g de col.
- **Zumo para tratar piedras en riñones y vesícula.** También anemia: 300 g de zanahoria, 100 g de remolacha y 100 g de pepino.
- **Zumo para el cabello:** Zumo a partes iguales de alfalfa germinada, zanahoria y lechuga.
- **Zumo para tratar las impurezas de la piel y el cabello:** 250 g de zanahoria, 100 g de pepino, 150 g de lechuga y 75 g de alfalfa germinada.
- **Zumo para asma e hígado:** 250 g de zanahoria, 150 g de apio y 50 g de endibias.
- **Zumo para tiroides:** 4 zanahorias y 1 remolacha.
- **Zumo para calmar el estrés y conseguir quietud interna:** 5 hojas de col verde, media cabeza de col blanca y media lechuga. Tomarlo 30 minutos antes de enfrentarse a la situación que te pone nervioso, también un vaso por la mañana y otro por la noche. Puede producir somnolencia.
- **Zumo para la creación de sangre y problemas de menstruación:** Zumo de hinojo.
- **Zumo para tratar la fiebre y la inflamación:** Zumo de manzana.
- **Zumo diurético:** Zumo de pepino. Disminuye la tensión arterial.
- **Zumo para el reuma:** Zumo de pepino, remolacha y zanahoria, a partes iguales.
- **Zumo para la indigestión:** Funcionan en casos de deshidratación, estrés, así como si se ha abusado de mucha comida cocinada. Tres opciones:

- Opción 1: Hacer un licuado de manzanas, peras y verduras verdes, añadir aceite de oliva, mezclar y beber despacio. El aceite de oliva hará que el intestino mejore de forma natural. Tomar 3-4 veces al día.
- Opción 2: Tomar un litro de agua y 1 limón exprimido en él, durante la mañana.
- Opción 3: Tomar en ayunas un licuado hecho con 2 puñados de perejil, un trozo de apio, 2 manzanas y 1 pera. Si la indigestión es muy fuerte, aumentar la cantidad de perejil.

- **Zumo para fortalecer el sistema inmunitario:** Hacer un zumo con 2 dientes de ajo, 1 rodaja de jengibre, un puñado de perejil y 4 peras. Añadir 30 ml de aceite de oliva y una pizca de pimienta.
- **Zumo para los dolores de espalda:** 1 cabeza de brócoli y 2 manzanas. Tomarlo mañana y tarde.

Recursos

Los siguientes son los recursos que pongo a tu disposición en forma de cursos *online,* presenciales y estancias détox.

- **Curso *online* para vegetarianos «muy verdes».** ¿Estás dando tus primeros pasos? ¿Tienes muchas dudas? Esta formación es para ti, aunque no quieras ser vegetariano, tu objetivo prioritario es vegetarianizar tu dieta.

  https://escueladecocinavegetariana.com/v-verde

- **Máster *online* en cocina vegetariana y crudivegana.** El único máster del mercado que te convierte en un experto en alimentación vegetariana y que puedes hacer desde tu casa. Incluso te capacita para asesorar a otras personas.

  https://escueladecocinavegetariana.com/master-cocina-vegetariana-nivel-1/

- **Máster presencial en cocina vegetariana (Madrid, España).** Un paso más allá. 15 días presenciales que transformarán completamente tu vida. Y no lo digo yo, lo dicen los propios alumnos de las casi 25 ediciones que llevamos. Incluye una depuración de 7 días.

  https://escueladecocinavegetariana.com/sobre-el-master-de-alimentacion-vegetariana/

- **¿Te apetece desconectar un fin de semana, depurarte y conocer gente maravillosa?**

  En el hotel rural depurativo La Fuente del Gato (Madrid, España), organizamos fines de semana depurativos cada mes. Te encantarán.

  https://escueladecocinavegetariana.com/finde-depurativo/

- **¿Dónde comprar botes y botellas con cierre de palanca para preparar chucrut y kimchi y para transportar los alimentos sólidos y líquidos?**

  www.conasi.eu/

  www.amazon.es/

  www.ikea.es

- **Mis proveedores de comida ecológica a domicilio preferidos son (España):**

  www.AgriculturaVedicaMaharishi.org

  www.solyfruta.com

  www.MundoArcoiris.com

  www.trailla.es/

- **Para comprar todos los ingredientes del *kitcheree,*** te recomiendo visitar tiendas de comida del mundo. En Madrid (España), disponemos del supermercado Foodland, en la calle Amparo, 99 (barrio de Lavapiés).

  Y Casa Ruiz Granel (Madrid y Barcelona).

  https://casaruizgranel.com/

  Compra a granel. También telefónica. Reparto a domicilio en bici.

Bibliografía

Libros consultados y recomendados

ALT, C., y ROTH, D.: *The raw 50.* Random House, Nueva York, 2007.

AMSDEN, M.: *RAWvolution.* William Morrow, HarperCollins, Nueva York, 2006.

BIZKARRA, K.: *El poder curativo del ayuno.* Editorial Desclée de Brouwer, Bilbao, 2007.

BOUTENKO, V.: *Smoothie: La revolución verde.* Gaia Ediciones, Móstoles, Madrid, 2012.

BRADFORD, M.: Las verduras del mar: Algas, los nutritivos tesoros marinos para la salud y el paladar. Editorial Océano, Barcelona, 2003.

BROTMAN, J., y LENKERT, E.: *Raw, the uncook book.* HarperCollins, Nueva York, 1999.

CAMPBELL, T. C.: *El estudio de China.* Sirio, Málaga, 2012.

CAPALINO, D.: *The microbiome diet plan: Six weeks to lose weight and improve your gut health.* Rockdrige Press, Emeryville, California, 2017.

CICHOKE, A. J.: *Enzymes, the sparks of life.* Books Alive, Summertown, Tennessee, 2002.

CLEMENT, B. R.: *Hippocrates Life Force.* Healthy Living Publications, Summertown, Tennessee, 2007.

CORNBLEET, J.: *Raw Food made easy, for 1 or 2 people.* Book Publishing Company, Summertown, Tennessee, 2005.

Cousens, G.: *Conscious Eating*. North Atlantic Books, Berkeley, California, 2000.

—: *Rainbow green live-food cuisine*. North Atlantic Books. Berkeley, California, 2003.

Cuevas Fernández, O.: *El equilibrio a través de la alimentación*. Sorles, Valdelafuente, León, 2003.

Davis, B. Melina, V., y Berry, R.: *Becoming Raw, the essential guide to raw vegan diets*. Book Publishing Company, Summertown, Tennessee, 2010.

De Paz, M.: *Digerir la vida: mejora tu digestión bocado a bocado*. Plataforma Editorial, Barcelona, 2017.

Di Leonardo, M., Inglis, M., y Invermizzi, L.: *RAW! Healthful Recipes from the Farm at San Benito*. Talisman Publishing, Singapur, 2011.

Elliott, A.: *Alive in 5: Raw gourmet meals in five minutes*. Book Publishing Company, Summertown, Tennessee, 2007.

Engelhart, T.: *I am grateful, recipes & lifestyle of Café Gratitude*. North Atlantic Books, Berkeley, California, 2007.

Faulkner, J.: *The unfired food diet simplified*. CreateSpace Independent Publishing Platform, 2009

Fernández, O.: *Mis recetas anticáncer*. Ediciones Urano, Madrid, 2013.

Ferrara, S. A.: *The raw food primer*. Council Oak Books, San Francisco, California, 2003.

Fiszbein, V.: *Salud intestinal, la clave para estar en forma*. Ediciones Obelisco, Barcelona, 2009.

Graham, D. N.: *The 80/10/10 diet*. FoodnSport Press, Cayo Largo, Florida, 2006.

Grotto, D.: *101 alimentos que pueden salvarte la vida*. Ediciones Urano, Madrid, 2009.

Gundry, S. R.: *La paradoja vegetal*. Edaf, Madrid, 2017.

Hiromi, S.: *La enzima para rejuvenecer*. Aguilar, Madrid, 2013.

Jon, G.: *El método Gabriel*. Ediciones Urano, Madrid, 2010.

Junger, y A. Greeven, A.: *Clean*. HarperCollins, Nueva York, 2009.

Kämmerer, U., Schlatterer, Ch., y Knoll, G.: *Nutrición cetogénica contra el cáncer*. Editorial Sirio, Málaga, 2017.

KENNEY, M. y MELNGAILIS, S.: *Raw food real world.* Harper Collins, Nueva York, 2005.

KNIGHT, R.: Desde tu intestino. Empresa Activa, Madrid, 2016.

KNUDSEN, L.: *La clave está en la digestión.* Grijalbo Ilustrados, Barcelona, 2017.

KOCH, J.: *Clean Plates N.Y.C.* Craving Wellness, Nueva Jersey, 2009.

Los zumos de verduras. Libérica, Editores, Barcelona, 1995.

MAERIN, J.: *Raw Foods for busy people.* Autoedición, 2004.

MAGIC WOOD, K.: *Raw Magic.* Rawcreation, Norwich, Norfolk, 2008.

MARS, B.: *Rawsome!* Basic Health Publications, Laguna Beach, California, 2004.

MATVEIKOVA, I.: *Bacterias. La revolución digestiva.* La Esfera de los Libros, Madrid, 2018.

—: *Inteligencia digestiva.* La Esfera de los Libros, Madrid, 2011.

MAYER, E.: *Pensar con el estómago.* Grijalbo, Barcelona, 2017.

MELGAR, L. T.: *El gran libro de los remedios naturales.* Libsa Editorial, Alcobendas, Madrid, 2007.

MELNGAILIS, S.: *Living raw food.* William Morrow, Nueva York, 2009.

MERCOLA, J.: *Contra el cáncer.* Grijalbo Vital, Barcelona, 2017.

MONARCH, M. J.: *Raw Spirit, what the raw food advocates don't preach.* Monarch Publishing Company, Nueva York, 2005.

—: *Raw success, the key to 100 por 100 raw vegan longevity.* Monarch Publishing Company, Nueva York, 2007.

MORENO, A.: *Comer con mindfulness.* Ediciones Obelisco, Barcelona 2017.

—: *Fermentados vegetales.* Ediciones Obelisco, Barcelona, 2018.

—: *Flexivegetarianos.* Ediciones Obelisco, Barcelona, 2014.

—: *Hambre de amor.* Ediciones Obelisco, Barcelona, 2016.

—: *Liquidariano.* Ediciones Obelisco, Barcelona, 2015.

OUDOT C.: *Germinados: vitaminas, salud y sabor.* Somoslibros, Bacelona, 2010.

PADDEN JUBB, A., y JUBB, D.: *Life Food Recipe Book, living on life force.* North Atlantic Books, Berkeley, California, 2003.

PHYO, A.: *Ani's raw food desserts.* Da Capo Lifelong Books, Boston, Massachusetts, 2009.

PITCHFORD, P.: *Healing with whole foods.* North Atlantic Books, Berkeley, California, 1993, 1996, 2002.

Rainbow Green Live-Food Cuisine. Additional Recipes, vol. I. Tree of Live Fundation. 2004.

ROBBINS, J.: *Diet for a new American.* H J Kramer, Novato, California, 2013.

RODWELL, J.: *The complete book of raw food.* Hatherleigh, Nueva York, 2004-2008.

ROMÁN, D.: *Leche que no has de beber.* Mandala Ediciones, Madrid, 2008.

—: *Niños veganos, felices y sanos.* 2008.

ROSE, N.: *Detox for women.* HarperCollins Books, Nueva York, 2009.

—: *Emotional Eating S.O.S!* 2010.

—: *Raw Food life force energy.* HarperCollins, Nueva York, 2007.

—: *The raw food detox diet.* HarperCollins, Nueva York, 2005.

RUSSO, R.: *The raw food, Diet Myth.* DJ Iber Publisher, Bethlehem, Pensilvania, 2008.

SAKOUTIS, Z., y HUSS, E.: *The 3-day cleanse.* Hachette Book Group, Nueva York, 2010.

SAMSÓ, R.: *Taller de amor.* Books4pocket, Madrid, 2007.

SAVINI, N.: *Vegan and Living Raw food.* Hermes Publishing Co. 2011.

SCHENCK, S., AVERY, B., BOUTENKO, V., VETRANO, V. V., y BIDWELL, V.: *The live Food Factor.* Awakenings Publications, Swansea, 2006,2008-2009.

SHANNON, N.: *The Raw Gourmet.* Alive Books, 1999-2004.

SHELTON, P.: *Raw Food Cleanse.* Ulysses Press, Berkeley, California, 2010.

ST. LOUIS, E.: *Raw Food and Health.* Kessinger Publishing, Whitefish, Montana, 2007.

VASEY, CH.: *The acid-alkaline diet for optimum health.* Healing Arts Press. 1999.

VV. AA.: *La gran guía de la composición de los alimentos.* RBA Integral, Barcelona, 2005.

WHEATER, C.: *Zumos para una vida sana.* Ediciones Robinbook. Teià, Barcelona 2004.

WIGMORE, A., PATTISON, L.: *The Blending Book.* Penguin Putnam, Londres, 1997.

—: *Restaure su salud.* Instituto Ann Wigmore, Puerto Rico, 1991.

—: *The Hippocrates diet and health program.* Avery, Nueva York, 1984.

WILHELMI DE TOLEDO, F.: *El ayuno terapéutico Buchinger.* Editorial Herder, Barcelona 2003.

WOLFE, D.: *Eating for beauty.* North Atlantic Books, Berkeley, California, 2007, 2009.

—: *The sun food diet success system.* North Atlantic Books, Berkeley, California, 2008.

WOOD, K.: *Eat smart, eat raw. Detox recipes for a high energy diet.* Grub Street, Londres, 2002.

YOUNG, R.: *La milagrosa dieta del pH.* Ediciones Obelisco, Barcelona, 2012.

Agradecimientos

En esta ocasión quiero dar las gracias a todos mis alumnos y a mis huéspedes de los «findes depurativos» que organizo en mi hotel rural La Fuente del Gato. La experiencia que me ha aportado el haberos atendido ha culminado en esta obra, que espero que sirva como recordatorio y para profundizar en la depuración para vosotros, así como de guía para todos los neófitos.

Por supuesto que no me puedo olvidar de todas aquellas personas que me enseñaron sobre métodos para depurar ni de quienes guiaron mis depuraciones, atendiendo siempre mis necesidades y explicándome el por qué de cada método.

En especial quiero dar las gracias a mi sobrina Sara, que se vino a casa a preparar sus exámenes universitarios y «me obligó» con su presencia a sentarme a escribir junto a ella, con total disciplina, para no distraerla.

Quiero agradecer, como siempre, la confianza depositada en mí por la Editorial Obelisco. Gracias a Sara Moreno por su excelente corrección, a Juan Bejarano por la maquetación y a Enrique Iborra por el diseño de portada. Gracias también a Ignacio Guarderas por sus fotos y a Isa Bravo por el texto de la contra.

Y no sería una loca de los gatos si no les diera las gracias también a Ariel y Kitty, aunque no se enteren. Porque su compañía en casa eleva el espíritu de esta incansable escritora, que se pasa las horas muertas delante del ordenador.

A todos vosotros, ¡muchas gracias!

Ana Moreno
ana@anamoreno.com

Madrid, enero de 2019

Índice

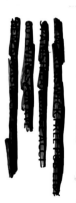